海上絲綢之路基本文獻叢書

香譜
琉球記

〔宋〕陳達叟 撰／〔明〕胡靖 撰

文物出版社

圖書在版編目（CIP）數據

香譜 /（宋）陳達叟撰．琉球記 /（明）胡靖撰．--
北京：文物出版社，2022.7
（海上絲綢之路基本文獻叢書）
ISBN 978-7-5010-7716-8

Ⅰ．①香… ②琉… Ⅱ．①陳… ②胡… Ⅲ．①香料植物—藥用植物—基本知識②琉球—行政管理—中國—明代
Ⅳ．①R282.71 ②D691.22

中國版本圖書館 CIP 數據核字（2022）第 099038 號

海上絲綢之路基本文獻叢書

香譜·琉球記

撰　　者：〔宋〕陳達叟　〔明〕胡靖
策　　劃：盛世博閱（北京）文化有限責任公司

封面設計：鞏榮彪
責任編輯：劉永海
責任印製：蘇　林

出版發行：文物出版社
社　　址：北京市東城區東直門内北小街 2 號樓
郵　　編：100007
網　　址：http://www.wenwu.com
經　　銷：新華書店
印　　刷：北京旺都印務有限公司
開　　本：787mm×1092mm　1/16
印　　張：12.125
版　　次：2022 年 7 月第 1 版
印　　次：2022 年 7 月第 1 次印刷
書　　號：ISBN 978-7-5010-7716-8
定　　價：90.00 圓

總緒

海上絲綢之路，一般意義上是指從秦漢至鴉片戰爭前中國與世界進行政治、經濟、文化交流的海上通道，主要分爲經由黄海、東海的海路最終抵達日本列島及朝鮮半島的東海航綫和以徐聞、合浦、廣州、泉州爲起點通往東南亞及印度洋地區的南海航綫。

在中國古代文獻中，最早、最詳細記載『海上絲綢之路』航綫的是東漢班固的《漢書·地理志》，詳細記載了西漢黄門譯長率領應募者入海『齎黄金雜繒而往』之事，書中所出現的地理記載與東南亞地區相關，并與實際的地理狀况基本相符。

東漢後，中國進入魏晋南北朝長達三百多年的分裂割據時期，絲路上的交往也走向低谷。這一時期的絲路交往，以法顯的西行最爲著名。法顯作爲從陸路西行到印度，再由海路回國的第一人，根據親身經歷所寫的《佛國記》（又稱《法顯傳》）一書，詳細介紹了古代中亞和印度、巴基斯坦、斯里蘭卡等地的歷史及風土人情，是瞭解和研究海陸絲綢之路的珍貴歷史資料。

隨着隋唐的統一，中國經濟重心的南移，中國與西方交通以海路爲主，海上絲綢之路進入大發展時期。廣州成爲唐朝最大的海外貿易中心，朝廷設立市舶司，專門管理海外貿易。唐代著名的地理學家賈耽（七三〇～八〇五年）的《皇華四達記》記載了從廣州通往阿拉伯地區的海上交通『廣州通夷道』，詳述了從廣州港出發，經越南、馬來半島、蘇門答臘半島至印度、錫蘭，直至波斯灣沿岸各國的航綫及沿途地區的方位、名稱、島礁、山川、民俗等。譯經大師義净西行求法，將沿途見聞寫成著作《大唐西域求法高僧傳》，詳細記載了海上絲綢之路的發展變化，是我們瞭解絲綢之路不可多得的第一手資料。

宋代的造船技術和航海技術顯著提高，指南針廣泛應用於航海，中國商船的遠航能力大大提升。北宋徐兢的《宣和奉使高麗圖經》詳細記述了船舶製造、海洋地理和往來航綫，是研究宋代海外交通史、中朝友好關係史、中朝經濟文化交流史的重要文獻。南宋趙汝適《諸蕃志》記載，南海有五十三個國家和地區與南宋通商貿易，形成了通往日本、高麗、東南亞、印度、波斯、阿拉伯等地的『海上絲綢之路』。宋代爲了加强商貿往來，於北宋神宗元豐三年（一〇八〇年）頒佈了中國歷史上第一部海洋貿易管理條例《廣州市舶條法》，并稱爲宋代貿易管理的制度範本。

元朝在經濟上採用重商主義政策，鼓勵海外貿易，中國與歐洲的聯繫與交往非常頻繁，其中馬可·波羅、伊本·白圖泰等歐洲旅行家來到中國，留下了大量的旅行記，記録元代海上絲綢之路的盛況。元代的汪大淵兩次出海，撰寫出《島夷志略》一書，記録了二百多個國名和地名，其中不少首次見於中國著録，涉及的地理範圍東至菲律賓群島，西至非洲。這些都反映了元朝時中西經濟文化交流的豐富内容。

明、清政府先後多次實施海禁政策，海上絲綢之路的貿易逐漸衰落。但是從明永樂三年至明宣德八年的二十八年裏，鄭和率船隊七下西洋，先後到達的國家多達三十多個，在進行經貿交流的同時，也極大地促進了中外文化的交流，這些都詳見於《西洋蕃國志》《星槎勝覽》《瀛涯勝覽》等典籍中。

關於海上絲綢之路的文獻記述，除上述官員、學者、求法或傳教高僧以及旅行者的著作外，自《漢書》之後，歷代正史大都列有《地理志》《四夷傳》《西域傳》《外國傳》《蠻夷傳》《屬國傳》等篇章，加上唐宋以來衆多的典制類文獻、地方史志文獻，集中反映了歷代王朝對於周邊部族、政權以及西方世界的認識，都是關於海上絲綢之路的原始史料性文獻。

海上絲綢之路概念的形成，經歷了一個演變的過程。十九世紀七十年代德國地理學家費迪南・馮・李希霍芬（Ferdinad Von Richthofen，一八三三～一九〇五），在其《中國：親身旅行和研究成果》第三卷中首次把輸出中國絲綢的東西陸路稱爲『絲綢之路』。有『歐洲漢學泰斗』之稱的法國漢學家沙畹（Édouard Chavannes，一八六五～一九一八），在其一九〇三年著作的《西突厥史料》中提出『絲路有海陸兩道』，蘊涵了海上絲綢之路最初提法。迄今發現最早正式提出『海上絲綢之路』一詞的是日本考古學家三杉隆敏，他在一九六七年出版《中國瓷器之旅：探索海上的絲綢之路》中首次使用『海上絲綢之路』一詞；一九七九年三杉隆敏又出版了《海上絲綢之路》一書，其立意和出發點局限在東西方之間的陶瓷貿易與交流史。

二十世紀八十年代以來，在海外交通史研究中，『海上絲綢之路』一詞逐漸成爲中外學術界廣泛接受的概念。根據姚楠等人研究，饒宗頤先生是華人中最早提出『海上絲綢之路』的人，他的《海道之絲路與昆侖舶》正式提出『海上絲路』的稱謂。選堂先生評價海上絲綢之路是外交、貿易和文化交流作用的通道。此後，大陸學者馮蔚然在一九七八年編寫的《航運史話》中，使用『海上絲綢之路』一詞，這是迄今學界查到的中國大陸最早使用『海上絲綢之路』的人，更多地限於航海活動領域的考察。一九八〇年北京大學陳炎教授提出『海上絲綢之路』研究，并於一九八一年發表《略論海上絲綢之路》一文。他對海上絲綢之路的理解超越以往，且帶有濃厚的愛國主義思想。陳炎教授之後，從事研究海上絲綢之路的學者越來越多，尤其沿海港口城市向聯合國申請海上絲綢之路非物質文化遺産活動，將海上絲綢之路研究推向新高潮。另外，國家把建設『絲綢之路經濟帶』和『二十一世紀海上絲綢之路』作爲對外發展方針，將這一學術課題提升爲國家願景的高度，使海上絲綢之路形成超越學術進入政經層面的熱潮。

與海上絲綢之路學的萬千氣象相對應，海上絲綢之路文獻的整理工作仍顯滯後，遠遠跟不上突飛猛進的研究進展。二〇一八年厦門大學、中山大學等單位聯合發起『海上絲綢之路文獻集成』專案，尚在醞釀當中。我們不揣淺陋，深入調查，廣泛搜集，將有關海上絲綢之路的原始史料文獻和研究文獻，分爲風俗物産、雜史筆記、海防海事、典章檔案等六個類別，彙編成《海上絲綢之路歷史文化叢書》，於二〇二〇年影印出版。此輯面市以來，深受各大圖書館及相關研究者好評。爲讓更多的讀者親近古籍文獻，我們遴選出前編中的菁華，彙編成《海上絲綢之路基本文獻叢書》，以單行本影印出版，以饗讀者，以期爲讀者展現出一幅幅中外經濟文化交流的精美畫卷，爲海上絲綢之路的研究提供歷史借鑒，爲『二十一世紀海上絲綢之路』倡議構想的實踐做好歷史的詮釋和注脚，從而達到『以史爲鑒』『古爲今用』的目的。

凡例

一、本編注重史料的珍稀性，從《海上絲綢之路歷史文化叢書》中遴選出菁華，擬出版百册單行本。

二、本編所選之文獻，其編纂的年代下限至一九四九年。

三、本編排序無嚴格定式，所選之文獻篇幅以二百餘頁爲宜，以便讀者閱讀使用。

四、本編所選文獻，每種前皆注明版本、著者。

五、本編文獻皆爲影印，原始文本掃描之後經過修復處理，仍存原式，少數文獻由於原始底本欠佳，略有模糊之處，不影響閱讀使用。

六、本編原始底本非一時一地之出版物，原書裝幀、開本多有不同，本書彙編之後，統一爲十六開右翻本。

目録

香譜

香譜

六卷

〔宋〕陳達叟 撰 〔宋〕范成大 撰 〔明〕徐胤翃 輯

清抄本

香譜

物產

明石甑山樵徐𤊹胡輯

蜜香沉香雞骨香黃熟香棧香青桂香馬蹄香雞舌香交廣志云按此八物同出一樹也交趾有蜜香樹幹似柜柳花白而繁其葉如橘欲取香伐之經年其根幹枝節各有白色木心與節堅黑沉水者為沉香與水面平者為雞骨香其根為黃熟香其幹為棧香細枝為馬蹄香又云根節輕而大者其花不香成實乃香為雞舌香珍異之木也

夢谿筆談引酉陽雜俎云一木五香根旃檀節沉香花雞舌葉藿香膠薰陸夢谿筆談云此謬言也旃檀與沉香兩木元異雞舌即今丁香今藥品中所用者亦非藿香自是草葉南方至多

陸小木而大葉海南亦有薰陸乃其膠也今謂之乳頭香五
物迥殊元非同類
沉香樹一云類椿細枝緊實未爛者為青桂黑堅沉水者為沉
香帶斑點者為鷓鴣沉半沉者為棧香形象雞骨者為雞骨香
象馬蹄者為馬蹄香在土中成薄片者為龍鱗香亞于沉香為
速香不沉者為黃香交州人謂之蜜香佛經謂之阿迦爐香蔓
速香出真臘國者為上伐樹去木而取香者為生速樹仆木腐
而香存者為熟速其樹木之半存者為暫香黃而熟者為黃熟
通黑者為夾箋速香以鯽魚片雉雞班者為佳有偽造者亦以連實為美
嶺南徼海瓊崖萬諸州并瓊山定安臨高三縣有樹出香三等
曰沉曰箋曰黃熟沉箋皆有二品曰熟結曰生結一樹自爛而
浮一戕仆浮之黃熟有三品曰夾箋其破者為散沉香之良者

瓊崖生取者為角沉宜熏衣木枯朽乃得者為黃沉宜入藥

安南沉香木砍斷藏久朽爛而心節獨存置水則沉次浮者棧香（質堅膩如墨色者為黑角沉特佳妙不在沉水好速亦能沈也其最小塵者名曰棗香）

林邑國產沉香棧香　西洋古里國出木香沉香　忽毋魯恩國出檀香速香　琉球國出速香　彭亨國出沉香　祖法兒國出沉香乳香　龍牙加貌地產沉速降香　彭坑在暹羅之西產黃熟香沉香片腦降香彭坑起即彭亨也

九州山與滿刺加近產沉香黃熟香林木叢生枝葉茂翠永樂中差官兵入山采香得徑有八九尺長六七丈者六株香味清遠細說黑紋

雲南車里司出木香沉香

肇慶有多香木俗謂之蜜香辟惡氣殺鬼精又府城南老香山

出香木德慶州北香山有五色石上多香草又陽江羅領山出

沉香木

香品云真臘國沉香爲上占城次之泉州市舶稅課云香之所產以占城賓達儂爲上沉香在三佛齊名藥沉真臘名香沉實則不及占城渤泥有梅花腦金腳腦又有水札腦

有曾宦廣中者云沉香樸木也朽蠹浸沙水歲久出之如潛崖海道居民橋梁皆香材如海桂橘柚之木沈于水多年得之爲沉水香本草謂爲似橘是已然生采之即不香也

郍連山上有仙樹一名四味木即段成式所謂一木五香者也

漢質帝時日南徼外蠻夷獻沉香木一株重一千八百斤狀似虬龍香聞數里

香品最優者伽南止矣第購之甚艱非山家所能卒辨其次莫

若沉香然有三等上者氣太厚而反嫌于辣下者質太枯而易涉于烟惟中者最滋潤而幽甜可稱妙品

占城國產奇南香亦曰伽南在一山所產酋長禁民不得采取犯者斷其手烏木降香樵之爲薪又有沉香檀香丁香乳香龍腦香

占城等國誌書載香名奇南言南方之奇木也星槎勝覽書棋楠二字惟潘希曾使安南得其國所賜書物餘之于稿乃奇藍二字云是沉香水之生結者古人詩多用沉香而不見奇南之名亦遺事也

奇南有兩種色白而理鬆者爲金絲黑而堅韌者爲結絲黑者可琱鏤精巧雅玩諸物馥烈冠于衆香白者不堪他用止可充佩帶而已香性能欄氣辟穢近世數十年閒競相貴尚重一兩

者價直數金有一帶之價直數百金者又云色白而鬆以指甲掐之輒歛甲縫出即復合如初此㝡良者也養法屑香爲末漬密置錫匣內則常潤否則枯燥矣

唐本草雞舌香生崑崙及交愛以南樹有雌雄枝葉及皮並似栗花如梅子如棗核此雌者也不入香用雄者花不實采花釀之以成香齋民要術云雞舌香亦以其似丁子故名丁子香即今丁香也雌者大而良俗名母丁香顆粒如山茱萸擘破有縱理解爲兩向若雞舌狀故名廣州有之性微溫主心痛惡瘡瘭風毒去惡氣日華子曰雞舌香治口氣故三省故事郎官含之取其便于奏對今人于乳香中時〻得木實似棗核若以為雞舌堅頑枯燥之絶無香味或曰母丁香是也

吳時外國五馬傳曰洲上出雞舌香蘇合香

于闐國出木香安息香雞舌香　亭昊獨年雞舌香印毒國出雞舌香

龍腦香樹出婆利國呼為固不婆律亦出波斯國樹高八九丈
大可六七圍葉圓而背白無花實其樹有肥有瘦〻者有婆律
膏香一曰瘦者出龍腦肥者出婆律膏也在木心中斷其木劈
取之膏于樹端流出斫樹作坎而承之入藥用別有法
段成式云龍腦香出波律國乾脂為香清脂為膏子主內外障
眼又有蒼龍腦不可點眼經火為熟龍腦
相思子有蔓生者其子　紅葉如合歡依籬障而生與龍腦相
宜能令香不耗
孔雀毛遇著龍腦則相綴宋時其中以翠尾作帚每幸諸閣擲
龍腦以辟穢過則以翠尾掃之皆聚無有遺者亦若磁石引鍼
琥珀拾芥物類相感也
三佛齊國出安息龍腦檀香沉香婆律香薰陸香安息香樹如

苦楝大而直葉如羊桃而長中心有脂其形色如核桃穰而香
但不宜燒能發衆香之氣故人取以和香又有金顏香波斯國
亦出安息香樹一呼爲辟邪樹長三丈皮色黃黑葉有四角經
寒不凋二月開花黃色花心微碧不結實刻其樹皮其膠如飴
六七月堅凝乃取燒之通神明辟衆惡安南國亦有之
雲南八百司出白檀香安息香
安息香能辟衆鼠其煙白色如縷直上不散
薰陸香出大秦在海邊有大樹枝葉正如古松生於沙中盛夏
樹膠流出沙上方采之
徼外勃樊州出薰陸香如楓脂狤㺐狀似獺好啖之
肇慶府越王鳥一名鸐鵰狀似鳶而喙勾可受二升南人以爲
酒杯不飲江湖不唼百草不下餌蟲魚惟噉木葉糞似薰陸香

南人取以爲香又治瘭瘡

仙藥有薰陸香青木香

三佛齊國乳香樹類榕以斧斫之脂溢于外凝結而成其品十有三有滴乳餅乳袋乳黑塌纏末之別

乳頭香即乳香以其滴下如乳頭故名一云薰陸膠也新出如乳頭者名乳香又以鎔塌在地上者謂之塌香非各是一物

福州栖勝院有旃檀林古有千竒此林爲首

雲南臨安有河西有勝沉香即紫檀香

浡泥國出檀香

爪哇國出龍腦香丁香沉香檀香樹與葉似荔枝

吉里地悶國連山茂林皆檀香樹無別產地居爪哇之東

木香樹類絲瓜冬取根晒乾出三佛齊國

雲南老撾司西産木香

興化仙游縣南香山昔有人登山聞異香或于土中得之宛若乳香然

汀州上杭縣東香嶺産木乳膏居人采而煑之甚香

金顏香乃樹脂其氣能聚衆香有淡黄色者黑色者劈開雪白者佳夾砂石者為下番人和之和香塗身

墨莊漫錄云宣和間宮中重異香廣南篤耨龍涎亞悉金顏雪香褐香軟香之類今並所有惟龍涎耳又有䚕眼香不知何物篤耨有黑白二種樹如杉檜香藏于皮老而脂自流溢者名白篤耨冬月因其凝而取之者名黑篤耨黑者每貢數千觔白者止三兩觔以瓢盛之香性熏漬破之可燒號瓢香白者每兩價値八十千黑者三十千外庭得之以為珍異瓢一作瓢

西域鉢露那國特迦香即華言辟邪香也香繭膩淡白形如雀卵臭之甚香藝粒米許香聞隣屋經四五日不歇揮服之身體常香鬼神畏服雖經百年不壞即武帝時弱水西國所獻以辟疫氣者

神鳥山返魂樹家為香伐其根于玉釜中煑取汁熬之可為丸名驚精香又名震靈丸又名返生香又名却死香又名震檀香或名神鳥精一種六名博物志云震檀香乃返魂草也出聚窟洲中人死以草置屍傍即活其草出香馥

影娥池北作鳴禽之苑有女香樹細枝葉婦人帶之香終年不滅亦終身不絕

都夷香如棗核食一片則歷月不飢以粒如粟米許投水中試而滿大盂也

明天發日之香出香池寒國地有羨日樹言日從雲出雲來掩日風吹樹枝拂雲開日光也亦名開日樹〻有汁滴如松脂虜蘇劉剌在谷魯之右大澤中萬百尋無草木石皆赭色山産株大如彈丸然之香徹數十里每然株則有鳥自雲際翩躚五色名赭翮鳥蓋鳳皇種也晉武帝遣將軍趙破奴逐匈奴得其株不能辨以問東方朔〻曰此天仙樹也塞外千里有之能致鳳帝植之太液池至元帝時株生果有晏鳥翔其

香玉迎薛靈芸道側燒石葉之香此石重疊狀如雲母其光氣辟惡厲之疾腹題國所進也

懿宗時阿陵國獻玉髓香

杞州白香株幹差大以斧斷之名曰斧口而香氣始發焉

暹羅國出羅斛香味極清遠亞于沉香

水松葉如檜而細長出南海土產衆香而此木不大香故彼人無佩服者嶺北人極愛之然其香殊勝在南方時

東坡云取松之根皮食之膚革香久則香聞下風數十步外其財產西北者最良名黃松堅緻冠百木其皮上蘚爲艾蒳飛諸香煙一云樹綠衣名艾納合味衆香燒之其煙團聚清白可愛

木蜜樹號千歲根甚大伐之四五歲乃斷取不腐者爲香生南方柘木蜜可食

楓香樹似白楊葉圓而岐分有脂而香其子大如鴨卵二月花發乃著實八九月熟暴乾可燒惟九真郡有之

南方杜荊紫藤葉細莖長如竹根極堅實重重有皮花白子黑置酒中歷二三十年亦不腐敗其莖截置烟炱中經時成紫香可以降神　南孛里國有降真香甚妙曰蓮花降真

汀州連城縣出降真香平樂懷遠及鎮安府泗城州俱有之

撥拔力國在西南海中惟有象牙及阿末香波斯商人欲入此國圍集數千人齎綵布沒老子共刺血立誓乃市其物

斯調國厚廚不具汁肥潤其澤如脂膏馨香馥郁可以煎熬食物香美如中國用油

罽賓國產鬱金香花色正黃而細與芙蓉華表裏被蓮者（桐）相似國人先取以上佛寺積日槁乃糞去之賈人乃以轉賣與他國也

柳州羅城產鬱金香

紫述香一名紅藍香一名金桂香亦名麝香草出蒼梧桂林上郡界今吳中有麝香草色似紅藍而甚芬香

遼州即古遼陽出麝香芬香

成都并研縣芬香山上多芬香澤州亦有之

永州之野有香茅芬馥數里貢以擩酒蓋禹貢荊州所出楚包茅不入即此

古者之摯天子鬯諸侯薰〻零陵香也　山海經云薰草麻葉而方莖赤花黑實可以已癘一云狀如茅而香者爲薰又楚人曰蕙者今零陵香是蕙即薰草即零陵香也

桂林全州出零陵香　范子計然云薰香草名

荊州都梁縣有小山山有淳水既清且淺其中悉生蘭草綠葉紫莖芳風藻谷蘭馨遠馥俗謂蘭爲都梁因以名縣焉宋景濂蘭辨云蘭名燕尾香以葉形如燕尾也澤蘭即都梁香花葉俱香而可佩者若山蘭則一莖一花花質易萎而不可佩

波祇國亦名波、弋國獻神精香草一名荃蘼一名春蕪一株百條其間如竹節柔軟其皮如絲可爲布堅密如冰紈握一片滿

室皆香婦人帶之彌有芳馥
試輿山遥香草其花如丹光耀日月葉細長而白如忘憂草花
葉似香扇馥數里故名其子如薏苡實甘香食之累月不飢渴
體如草之香又食延齡萬歲仙人常采食之
歙縣靈村有山生香草名靈香
省頭香即香附子
食國有玻瓈母藥之作百花香氣清郁可愛又云出于闐國唵
叭香出唵叭國色黑藥之不甚香而可和諸香亦能辟邪魅今
川西人呼為黑香以軟淨色明手觸可燃為丸者妙惟都中有之
唐史外國貢辟寒香帝以賜同昌公主國冬然之可以辟寒
雲谿館舍國冬爇煖香滿室如春坐客皆解衣揮扇
薔薇水即薔薇花上露出三佛齊國其花與中國不同土人多

取其花浸水以代露故多僞者以琉璃瓶試之翻摇數回其泡周上下者爲真古城國亦出薔薇水涵衣經歲香不滅今豪家婦女用以調粉傅面爪哇遲羅二國皆有之蠻流習亦有薔薇水

玫瑰油出北虜其色瑩白香氣芬馥不可名狀用爲試香法用衆法煎煉北人貴重之每報聘禮物中祇一合奉使者例獲一小甕後禁中厚賂虜使遂得其法煎成賜近臣色香勝北來者見筆談宣和間

漢靈帝初平三年西域獻茵墀香煮湯能辟厲宮人常以沐首

外國有薰肌香薰人肌骨香氣不息

南海出千步香佩之香聞千步今海隅有千步草葉似杜若而紅碧相雜

大秦國人采蘇合先笮其汁以爲香膏乃賣其滓與諸國賈人是以展轉來達中國不大香也又云是諸香汁煎之非自然之物瑑君瑕云蘇合香如蜜比蕎〻皦露稍濃

安南蘇合油樹主膏可爲藥

烏弋山離國獅子糞名蘇合香其筋爲弦鼓之則衆弦皆絶

眞臘麝香木氣似麝香

天寶初虞人獲水麝詔養之臍中惟水一滴灑于斗水中用洒衣〻至敗其香不歇每取以針刺之捻以眞雄黄香氣倍于肉麝

香狸取其水道連囊以酒澆乾之氣如眞麝

西域香猫如土豹糞溺皆香如麝

臨洮府城西南麝香坡與夏羊山相近中産麝香漢中鳳縣亦

土麝香

施州衛即古夜郎香城山多麝雲南蒙化姚安鶴慶武定瀾滄衛四川鎮雄府天全司疊谿所又廣元遵州嘉定州俱有之

唐劍諸郡常貢安化麝香二十五顆延安三十顆咸寧一顆弘農樂平嬀川柳城隴西金城俱十顆安鄉合川俱二十顆臨洮十顆上洛三十顆武當房陵俱二十顆通化六十枚又扇香十枚蘇香十枚顆香三十枚交州麝香三十枚漳浦潮陽俱甲香五斤江華零陵香百斤　陰平麝香二十顆同昌十顆臨翼三十四顆歸城靜川俱六顆恭化維川俱二十顆雲山遵山俱十顆南海沉香七十斤甲香三十斤居沉香二十五斤日南沉香二十斤玉山甲香二斤

香譜云麝以一子真香糅作三四子刮取血膜雜以餘物皮毛

不辨也黎香有二色番香蠻香又雜以黎人撰作官市動至數千計何以責科取之責所謂真香有三說麝羣行山中自然有麝氣不見其形為真香入春以腳剔入水泥中藏之不使人見為真香殺之取其臍一麝一臍為真香

南州異物志云甲香大者如甌其面長數寸殼有刺惟以衆香和爇則愈芳若獨爇則否臨海記云甲香一名流螺生東鎮山傳信方亦云出台州小者佳其法先以酒煮去腥涎云可聚香使不散也　廉州出甲香

龍涎嶼獨峙南巫里洋中離蘇門答剌西去一晝夜程每至春間羣龍集嶼上交戲而遺涎沫番人拏駕獨木舟采取而歸其涎初若脂膠黑黄色頗有魚腥久則成大塊或大魚腹中剌出若斗大亦覺魚腥狀之清香可愛官秤一兩用彼國金錢十二

个一觔該金錢一百九十二个准中國銅錢九千个價亦非輕矣夢谿筆談云諸香中龍涎最貴重廣州市直每兩不下百千次等亦五六十千係蕃中禁榷之物出大食國近海旁常有雲氣罩山間即知有龍睡其下或半載或二三載土人更相守視俟雲散則知龍已去往觀必得龍涎或五七兩或十餘兩視所守人多寡均給之或不平更相讐殺或云龍多蟠于洋中大石臥而吐涎魚聚而噆之土人見則沒而取焉又云大海洋中有渦旋處龍伏其下涎常湧出為日色所鑠結成一片風飃至岸人則取之納官嘗叩泉廣合香人云龍涎入香能收斂腦麝氣雖經數十年香味仍在

嶺外雜記云龍涎出大食西海多龍枕石一睡涎沫浮水積而能堅鮫人采之以為至寶新者色白稍久則紫甚久則黑又云

白者如百藥煎而膩理黑者亞之如五靈脂而光澤當問嶺南諸識者曰此非龍涎也乃雌雄交合精液浮水結成耳其氣近腥似石而輕或云異香或云氣腥能發衆香皆非也于香本無損益但能聚烟耳和香而用真龍涎焚之則翠烟浮空結而不散坐客可用一翦以分烟縷所以然者蜃氣樓臺之餘烈也

又云龍出沒海上吐出涎沫有三品一曰泛水二曰滲沙三曰魚食泛水輕浮水面善水者伺龍出沒隨而取之滲沙乃被濤浪漂泊洲嶼凝積多年風雨浸淫氣味盡滲于沙土中魚食乃因龍吐涎魚競食之復化作糞散于沙積其氣腥穢惟泛水者可入香用餘二者皆不堪

宋奉宸庫有玻璃母一篚初不如其美諸璫分去後藝之作百

花香氣清郁可愛記收集之此大食國所獻即于闐古名也今
産不見志

古人藏書辟蠹用芸〻香草也今人謂之七里香葉類豌豆作
小叢生南人采置席下能去蚤虱

員嶠山西有星池出爛石常浮于水色紅質紅似肺燒之香聞
數百里烟氣昇天則成香雲遍潤則成香雨李賀詩依微香雨
青氛氳盧象詩雲氣香流水蓋本于此

晋太康五年大秦國獻蜜香紙三萬幅帝以萬幅賜杜預令寫
春秋釋例紙以蜜香樹皮葉作之微褐色有紋如魚子極香而
堅靭水漬不爛

廣管羅州多棧香葉如橘皮堪作紙名香皮紙灰白色有紋如
魚子箋雷羅州義寧新會縣率多用之其紙慢而弱沾水即爛

不及楮皮
采香徑在香山之傍吳王種香于此使美人采之
黃山谷有聞思香取楞嚴經從聞思脩入三摩地名之
鷄舌香或云是沈香木花或云草花蔓生實熟貫之
重慶江津縣西南仙池昔有仙人居池側建樓多植香草因名
香草樓
廣州東莞縣東水中有石涌山石如涌出民居多種香木于上
番禺牙儈徐審與舶主何吉羅洽不忍分判臨㨾出如鳥嘴尖
者三枚贈審曰此鷹嘴香也價不可言當時疫于中夜焚一顆
則舉家無恙後八年番禺大疫審挾香閨門獨免餘者供事之
呼為吉羅香
清異錄云江南山谷間有一種奇木曰麝香樹其者根焚之亦

清烈歸能鏈香

千畝香述異記云以林名

蒱齊香出波斯國香氣入藥治百病

拘物頭花香出拘物頭國香聞數里

羯布羅香出西域記云樹如松色如冰雪

大象藏香因龍鬭而生若燒一丸興大光明味如甘露

迷迭香出大秦國燒之去惡

荃蕪香出波弋國用熏枯骨則肌肉再生侵地則土石皆香

必栗香一名花木香置之上流魚悉暴總為書軸則白魚不損書一云焚之去一切惡氣

龜甲香述異記云即桂香之善者

罽賓國香楊收于席間焚之上如樓臺之狀

武帝夢李夫人授以蘅蕪香覺而衣枕香三月不歇因名其室曰遺芳室按山海經云天帝山有草狀如葵其臭如蘼蕪名曰杜蘅可以走馬食之已癭郭璞注帶之令人便馬或云馬滑之而健走爾雅杜土鹵注杜蘅似葵而香陶隱居云根葉都似細辛惟氣小異爾方藥少用惟道家服之令人身衣香本草杜蘅味辛温無毒主風寒欬逆香人衣體生山谷三月三日采根熟洗暴乾唐注葉形似馬蹄故云馬蹄香生山之陰水澤下濕地根似細辛白前等圖經云江淮間皆有之黄白色拳局而脆乾則作團春初于宿根上生苗葉似馬蹄形高二三寸莖如麥藁麄細每窠上五七葉或八九葉別無枝蔓又于葉莖間罅内蘆頭上貼地生紫花其花似見不見闇結實如豆大窠内細子似天仙子苗葉俱青經霜即枯其根成空似飯帚密鬧細長四五

寸色微黃白作湯浴衣香甚佳
鬱金香草也四月初生苗似薑黃花白質紅末秋出莖心無實
根黃赤取四畔子根去皮火乾之生蜀西戎馬藥用之胡人謂
之馬蒁嶺南者有實似小荳蔻不堪噉今鬱林州也周禮鬱人
凡祭祀賓客之祼事和鬱鬯以實彝十二葉為百草之英千葉
為貫百廿貫築以煮之為鬱遠方鬱人所貢合而釀酒以降神
也築舂也郎楚貢芭茅以縮酒之類魏畧云生大秦國二三月
花如紅藍四五月采花即香然大秦國去長安四萬里至漢始
通不應三代時得此草也味辛或曰味苦舊說若蘭故曰鬱金
香今之鬱金作婦審臭本草又云不香今將染婦人衣最鮮明
然不奈日炙染衣成則微有鬱金之氣然本草部中又有鬱金香
宜草木二種耶字林鬱下注木叢者於鬱下注芳草古人用

以飾屋則當從草以塗壁如椒房之義又鬱注臭也鬱烝熱氣鬱攸火氣則是香以氣勝故名之耳其本如木之叢生非真有鬱金之木也祭禮周人尚臭灌用鬯臭鬱合鬯則鬱金之貴臭明矣

蘇合香紫赤色似紫真檀重如石燒灰白者佳今中國所用蘇合油乃其汁也樹膏既渴故木質不之貴耳

江南山中春時開細白花滿樹清香偪人者名曰七里香蕃之可以鬆臟髮即古所云芸草也可以辟蠹及蚤虱說文芸草似苜蓿禮圖葉似邪蒿香美可食沈括云葉類豌豆作小叢生秋後葉微白如粉漢樹之蘭臺石室藏書之府

魚子蘭生于閩粵一名珠蘭叢生細莖葉似茶細粟白花開于夏秋間香特馥烈然極畏寒收藏稍不密即枯隕矣

棋楠香惟糖結者佳鋸開上有油若餡糖焚之初有羊羶微氣

黑白相間黑如墨白如糯米金絲者惟色黃上有綹若金絲

牙香以面有黑爛色者為鐵面香純白不焙烘者為生香生香

妙甚在廣中價亦不輕

白膠香如明條者佳

蒼朮江南山谷多有之產句容茅山色黃細梗者佳

安息香本草云出西戎似柏脂黃黑色為塊新者亦柔軟味辛

苦無毒主心腹惡氣鬼疰

喃叭香似汁滓所凝一云蟲食香葉糞于草木所成雅州諸夷

所在皆有之先君向游其地貴歸數觔色以明亮為貴和諸香

燒之使芬馥氤氳不脫

北戶錄云艾納出驃國此香燒之斂香氣能令不散查上似細

父也向宗旦云父納松上寄生草二說不同今訊之市香者皆
云松上綠蘚則東坡之言是也
香譜有闍鏤香今訛為兜羅香三泊有之
蜀楊慎云蜀中有花名賽蘭香花小如金粟香特馥烈戴之髮
髻香聞一步經日不散此花之香冠于萬卉但名不佳耳按佛
經云天末香莫若牛頭旃檀天澤香莫若烏糖薰陸天華香莫
若蘗蒲伊蘭則伊蘭即此花也西域以之供佛後漢書所謂伊
蒲之供也蒲即菖蒲花甚不恒有貴其難得耳天末者為末而
爇之竺國名乾打香天澤者濕爇之竺國名散香天華者以生
蕋蘤蕾為供所謂香風吹萎蕊更雨新好者也
商汝山中多麝形如小麋臍有香陸佃云麝文如虎豹其香来
射故从射為人所迫逐即自投高巖舉爪剔出其香就縶且死

猶拱四足保其臍象退齒犀退角麝退香皆輒藏覆知自珍其貨也李商隱詩投巖麝退香許渾詩 麝采生香是也西北之麝噬虵而食柏故其香結東南山谿有松無柏故麝不結

橄欖木節目間有物結成如膠飴甚之清烈無俗旖旎氣煙青味嚴宛有真馥

櫲香取香皆當豫斫之久乃香出櫲以質切

爪哇國即古訶陵也產倒挂鳥形如雀羽五色每焚異香取置翼間夕則張尾翼倒挂以散焉

榕樹千年者其上生奇南香

鷄舌龍鱗馬蹄雞骨猴眼龍涎皆香名

本草拾遺云武帝西王母降燒兜末香

洞冥記云塗魂國貢沉光香燒之有光又貢祇精香焚之鬼魅

畏避

百蘊香遠條館祈子焚以降神

武帝時外國進龍文香

三洞珠囊曰玉女擎玉爐焚九和香真人燒飛氣香

唐賜紫尼昇霄靈香焚之昇遐

五枝香燒之十日上徹九重之天

峩眉孫真人焚千和香

明庭香出胥池寒國

兜婁婆香楞嚴經云浴處焚之其炭猛烈

多伽羅香多摩羅跋香釋氏會要曰即根香藿香

牛頭旃檀香華嚴經曰從離垢出以塗身

須曼那華香闍提華香青赤蓮香華樹香果樹香拘鞞陀羅香

曼陀羅香殊沙華香出法華經

儋州黎山產香黎人不解取必外人機警而久寓於是地者解取之當七八月晴霽徧尋視見大小木百千皆凋瘁其中必有香凝結乘月時明探視之則香透林而起用草縶記取之大率林木是香故凋瘁耳香美惡不一繇木質理麤細非香自為之種別也

林邑國有沉木香土人砍斷之積以歲年朽爛而心節獨存歲置水中則沉故曰沉香次不沉不浮者曰棧香

扶南國在林邑西南三千餘里亦出沉香香梁天監十八年扶南王獻鬱金蘇合等香

槃槃國于中大通元年五月遣使獻沉檀等香數十種六年八月復獻菩提樹葉詹糖等香

狼牙脩國在南海中去廣州二萬四千里土氣物產與南略同
徧多羅香婆律香等
蘇合香是合諸香汁煎之非自然一物也大秦國人采蘇合先
笮其汁以為香膏乃賣其滓與諸國賈人是以展轉來達中國
不大香也
欝金香獨出罽賓國華色正黄而細與芙蓉華裏被蓮者相似
國人先取以上佛寺積日香槁乃糞去之賈人從寺中徵雇轉
售他國
雞舌香即丁香也日華子云雞舌香治口氣故郎官含雞舌香
取其便于奏對也正是今之丁香古方五香連翹湯用雞舌香
千金五香連翹湯無雞舌香却有丁香最為明驗俗醫取乳香
中如柿核無氣味者謂之雞舌香殊無干涉新補本草重出二

物蓋芳之未精也
占城國產伽南香降真香
舊港古號三佛齊國產降真沉水香
暹羅產黃連香羅褐連香降真沉水
滿剌加產黃連香打麼香此香乃樹脂墜地成塊遇火即然國人以當燈塗舟水不能入明瑩者谷金箔曰損都盧廝可作瑁珠名水珀是也
啞魯有黃連香金銀香
南浡思產降真香甚妙曰蓮花降真
溜山牒幹產降真香龍涎香然之香清直與銀同
祖法兒國長幼俱沐浴盛服塗容體或薔薇露沉水香熏衣及體又以爐然沉檀香然後行禮禮既乃散香滿街市半餉乃已

産乳香乃樹脂也安息香

陽朔縣在都利山下水經注云灕水又南逕都利山是也以出香草故名一曰都荔漢樂章云都荔遂芳即此

泉州市舶税課云香之所産以占城賓達儂為上沉香任三佛齊名藥沉真臘名香沉實則不及占城渤泥有梅花腦金脚腦又有水扎腦登流眉有薔薇水

姑蘇志香山産香堂下平田中有直徑達山西施自此采香名采香徑亦云箭徑言其直也

英州雷震一山梓樹盡枯而生龍腦京師龍腦為之驟貴每一兩值錢千四百味苦而香酷烈又施州衛有大木乃先朝所采百牛拖之不動時時生慈大僅如豆焚之極香

諸香中龍涎最貴重廣州市直每兩不下百千次等亦五六十

干係蕃中禁榷之物出大食國近海傍常有雲氣罩山間即知有龍睡其下或半載或二三載土人更相守視俟雲散則知龍已去往觀必得龍涎或五七兩或十餘兩視所守人多寡均給之或不平更相仇殺或云龍多蟠於洋中大石臥而吐涎魚聚而嗜之土人見則没而取焉又一說大洋中有渦旋處龍在下湧出其涎爲太陽所爍則成片風飄至岸人則取之納官予嘗扣泉廣合香人云龍涎入香能收斂腦麝氣雖經數十年香味仍在嶺外雜記所載龍涎出大食西海多龍枕石一睡涎沫浮水積而能堅鮫人采之以爲至寶新者色白稍久則紫甚久則黑又云白者如百藥煎而膩理黑者亞之如五靈脂而光澤其氣近於臊似浮石而輕或云異香或云氣腥能發衆香氣皆非也於香本無損益但能聚煙耳和香而用眞龍涎焚之則翠煙

浮空結而不散坐客可用一剪以分煙縷所以然者蜃氣樓臺之餘烈也又云龍出没於海上吐出涎沫有三品一曰汎水二曰滲沙三曰魚食汎水輕浮水面善水者伺龍出没隨而取之滲沙乃被濤浪漂泊洲嶼凝積多年風雨浸淫氣味盡滲於沙土中魚食乃因龍吐涎魚競食之復化作糞散於沙磧其氣腥穢惟汎水可入香用餘二者不堪曲江鄧瀕以為既三說較之後說頗是諸家之論不同未知孰當以愚見第一說稍近

香譜

明石歙山樵徐衡詡輯

器制

唐憲宗有香玉辟邪二各高一尺五寸奇巧殆非人間所有其玉之香可聞數百步雖鎖之金函石匱終不能掩其氣或以衣裾誤拂則芬馥經年縱澣濯數四亦不消歇

長安巧工丁緩作臥褥香爐一名被中香爐本出房風其法後絕至緩始更為之為機環轉運四周而爐體常平可置之被褥故名又作九層博山香爐鏤為奇禽怪獸窮諸靈異皆自然運動

沈約有香爐曰辟塵今武林龍井有石爐曰辟塵石質瑩澤雖經年不用拂拭而纖塵不生然質重非雅玩

馮小憐手爐曰鳧藻足爐曰邪辟冬天頃刻不離皆以其飾得名

相如美人賦金鉔熏香鉔作答切音帀即香毬也今鍍金香毬如渾天儀中置三層關捩輕重適勻可以炷火外鏤花鳥玲瓏篆煙四出即丁緩被中爐遺製也

文宗宮人沈阿翹進白玉方響槌即響犀也架則以雲檀香為之文彩若雲霞之狀芬馥著人則彌月不散

清異錄云以龍腦為佛像者有矣未見著色者也汴都龍興寺惠乘寶一龍腦小兒雕製巧妙彩繪可人

北魏和平中林邑國獻一沉香獸縱廣五尺帝甚珍之

後唐龍輝殿安假山水一鋪沉香為山阜薔薇水蘇合油為江池苓藿丁香為林樹薰陸為城郭黃紫檀為屋宇白檀為人物

方圓一丈三尺城門小牌曰靈芳國或云平蜀得之者

用香末布篆文木範中急覆之是為曲水香

高麗船主王大世選沉水近千斤疊為旖旎山象衡岳七十二

峯錢俶許黃金五百兩竟不售

沉水帶斑點者名鷓鴣沉華山道士蘇志恬偶獲尺許脩為界

尺

有賈至林邑舍一翁姥家日食其飯濃香滿室賈亦不喻偶見

甑則沉香所剜也

顯德元年周祖創造供薦之物世宗以外姓繼統凡百務從厚

靈前看果琱香為之承以黃金起突疊格禁中謂之奉真盤飣

南蠻香槎刻文鏤畫以易外物同光中有舶上檀香色正白號

雪檀長六尺地人買為僧坊剎竿

僧總顯住五臺山手執香如意紫檀鏤成芬馨滿室繼元時在潛邸以金易致每接僧則頂帽具三衣儼比丘秉此揮談名為握君

海舶来有一沉香翁剜鏤若尸鬼工高尺餘舶酋以上吳越王王目為清門處士發源于心清聞妙香也

後唐福慶公主下降孟知祥長興四年明宗晏駕唐避亂莊宗諸兒削髮為苾蒭間道走蜀時知祥新稱帝為公主厚待猶子賜予千計勅器用局以沉香降真為鉢木香為匙筯錫之常食堂展鉢衆僧私相謂曰我輩謂渠頂相衣服均是金輪王孫但面前四奇家具有無不等耳

李煜長秋周氏居柔儀殿有主香宫女其焚香之器曰把子蓮三雲鳳折腰獅子小三神卍字金鳳口罌玉太古容華鼎凡數

十種金玉為之

吳越外戚孫承祐奢僭異常用龍腦煎酥製小樣驪山山水屋室人畜林木橋道纖悉備具近者畢工承祐大喜贈蠟裝龍腦山子一坐其小驪山中朝士君子見之云圍方丈許

焚香賴匙匕室既窯爐既深非運匕治灰浅峻深緩將焉託哉匕之為功審矣陶穀命之曰廬州大中正

孫承祐富傾吳越用千金市滑石綠一塊天質嵯峩如山命匠治為博山香爐峯尖上作一暗竅出烟一則聚而且直穗凌空實美觀視親昵暱之呼不二山

宣和間徽宗賜大王御筆檀香板應游玩處所並許直入

張伯雨有金銅舍利匣上刻云維梁貞明二年歲次丙子八月癸未朔二十日壬寅隨使都教練使右廂馬步都虞候親軍左

衙營都知兵馬使檢校尚書右僕射守崖州刺史御史大夫上
柱國謝崇勛捨靈壽禪院盖有四竅出烟有環若含鎖者或疑
燒香器李商隱詩金蟾齧鎖燒香入又云鎖香金屈戌是則燒
香爲驗其爲燒香器之有鎖者

吳孺子有本瘦鑪及曲木几光淨如蠟所至埽地焚香而坐

香毬以奇香異屑琱鏤而成乃舞人持矣以爲劇者白樂天詩
詞笑從香毬又香毬趁拍四環匝王建宮詞晝送香毬出內家
是也今有以綵繒裹香爲之如粉囊之類可充婦女佩帶者

呂大臨考古圖博山爐象海中博山下有盤貯湯使潤氣蒸香
象海之四環

宋比卿檀香大士約尺許衣褶皆法吳道子二樹俱承之上者
如虞下者如馬遠畫水浪頭渦躍刹楷書陀羅尼經于左方

晉天福三年賜僧法城䟦遮那（袈裟環也）王言云勅法城卿佛國棟梁僧壇領袖今遣内官賜卿砑金虛縷沉水香紐列環一枚至可領取

毘陵士人有仕成都者九日藥市見一銅鼎已破缺旁一人贊取之既得叩何所用曰歸以數爐炷香環此鼎香皆聚于中試之果然乃名聚香鼎初不知何代物而致此異

靈壁石能收香烟可終日不散

李鴈山公宋宗眉皆各見一罏幕上有十二孔應時出香俱不可曉近有方士以術鍛成一爐蓋鏤十二生屬應時則獸口吐香按之不爽詎吳興一士夫給取數百金去自後試之不驗矣

高深甫云嗜香者不可一日去香書室中宜製提匣作三撞式用鎖鑰啓閉内藏諸品香物更設磁合磁罐銅合漆匣木匣隨

宜置香分布于都總管領以便取用須遣子口緊密勿令香泄為佳俾總司香出入謹密隨遇爇爐甚愜心賞

洛州昭成佛寺有安樂公主造百寶香爐高三尺開四門絳橋句欄花草飛禽走獸諸天伎樂麒麟鸞鳳白鶴飛仙絲來線去鬼出神入隱居鈒鏤窈窕便娟真珠瑪瑙琉璃琥珀玻瓈珊瑚硨磲琬琰一切寶貝用錢三萬府庫之物盡于是矣

張忠定在蜀有術士上謁善煅公郎市汞百兩俾煅一火而成公命作工一香爐充大慈寺公用以酒榼遺術者而謝絕焉

唐制宮人用玉龜藏香 一

漢宮香方鄭康成注沉水香二十四銖著石蜜複湯鬻(銅鐵草皆病香)以指嘗試能飲甲則已(南海貢胡貴一種香未昧如蜜房色澤正黃可減甲)以寒水炭四焙之青木香十二之一可酌損之雞舌香以其子勿以其母(青木)

香用二錢合槁如糜（沉水得鸞窖蜩黃而氣鬱）枚初鸞窖中媒使相悅閉以黃瑩
窖隙焰不津地薶之一月中許出之校龍腦六銖麝檳半一螵
炷如芡子薰鬱鬱畧聞百步中人也（今大官加窖鸞紅螺如麝外家効之以珠賸古妝臺）
記
長安宋清以鬻藥致富嘗以香劑遺中朝簪紳題識器曰三匀
煎焚之富貴清妙其法止龍腦麝末精沉等耳
林邑占城闍婆交趾以雜出異香劑和而範之氣韻不凡謂中
國三匀四絶為乞兒香
長安大興善寺徐理男楚琳平生留神香事莊嚴餅子供佛之
品也峭兒延賓之用也旖旎丸自奉之等也檀那概之曰琳和
尚品字香
宋內香藥庫在謻門外凡二十八庫真宗賜御製二韻為庫額

曰每歲沉檀來遠裔累朝珠玉寶皇居今辰內府初開處充物
允宜史筆書
魏公香乃韓魏公喜焚此香人傳其法用黑角沉半兩鬱金香
一錢一字麩炒丁香一分上等蠟茶一分研細分作兩處麝香
當門子一字右先點一半茶澄取清汁研麝漬之次屑三物入
之以餘茶和半盞許令衆香蒸過入磁器有油著地窨一月
淮海張邦基嘗自製鼻觀香有一種瀟灑風度非闤闠惱人
破禪氣味也其法用水沉香一兩屑之取榠樝液漬之過一指
之日浥其液降真香半兩以建茶鬪品二錢之作漿漬一日以
濕竹紙五七層包之火煨少時丁香一錢鮮極新者不見火玄
參二錢鮮去塵埃蜜煬令香真茅山黃連香一錢白檀香三錢
麝半錢婆律一錢焰硝一字俱為細末濃煎皂角膠和作餅子

窑器收之燒時極殤火

宋宣和時嘗造香于睿思東閣南渡後如其法製之所謂東閣雲頭香也

山林四和香以荔枝殼甘蔗滓乾柏葉黃連和焚又加松毬棗核梨核皆妙

黃魯直藏春迺寃梅方用黑角沉半兩丁香一分臘茶一錢各末之定粉一粒如米大即韶粉麝香一字白蜜一錢置餅上蒸熟鬱金小者麥麩炒赤半分各為末先細研麝取臘茶之半字先湯點澄清調麝次入沉香丁香鬱金次入餘茶及定粉共研細巧入蜜使稀稠得所收沙餅器中窨月餘取燒久窨尤佳燒時以雲母銀葉襯之

四和香用沉香二兩一錢檀香二錢腦子一錢藿香一錢麝香

一錢　文苑香用檀香半兩沉香二兩一錢箋香一分甘松一分
玄參一兩丁皮一分麝香一分　凝香用檀香半兩降真半兩
箋香半兩茅香半兩苓苓香半兩麝香六錢丁香半兩　百花
香用箋香一分沉香一分麝香一錢腦香一錢檀香兩半　碎
瓊香用甘松一分檀香半兩降真半兩生結三分木香半兩箋
香一兩甲香一錢　雲英香用玄參一兩甘松半兩麝香一錢
沉香一分檀香半兩結香一錢　寶篆香用丁皮一分香白芷
半兩腦子一錢麝香一錢藿香一分甘草一分　清真香用麝
香一分茅香四兩甲香半兩檀香半兩丁香半錢腦子一錢
新料香用降真半兩檀香半兩甘松半兩香白芷半兩茅香四
兩　笑蘭香用檀香二錢箋香半兩沉香一分降[illegible]半兩麝香
一錢腦子一錢甲香半兩　清遠香用茅香半兩生結三分沉

香一分麝香一錢檀香半兩　錦囊香用腦子一錢苓零香半兩麝香一錢木香半兩檀香半兩藿香一分丁香半錢酥心香用藿香一錢麝香六錢腦香一錢蔞香一兩沉香半兩腦子一錢　凝和香用麝香一錢丁香半兩檀香兩半甲香一錢结香一錢甘草一分腦子一錢　已上諸香碾為细末用蜜少許拌匀如常法燒于內惟寶篆香不用蜜

宋東平李子新雪中春泛方腦子二分半麝香半錢白檀二兩乳香七錢沉香三錢寒水石三兩燒右研為極細末煉蜜并鵝汁凝和匀為餅就濕置寒水石末中磁瓶合收貯

篤耨香方雪白雲香以酒煮入桂末和匀燒之

瑞雲香球用龍腦一錢白檀一兩白芷三兩茅香一兩草荳蔻一兩去皮香附子三兩青木香半兩丁香一兩酸棗仁一升入

水研汁一碗煎成膏艾蒳一兩右為末以酸棗膏搜和入艾蒳熟蜜和勻木臼內杵令不粘滑研丸如蓮子大每燒一丸煙直起三尺許結成毬子移時不散

信靈香　沉香白檀降真乳香各一錢苓苓香八錢大黄二錢甘松一兩藿香四錢香附子一錢玄參二錢白芷八錢藁本八錢右為細末煉蜜為丸如小指尖大捻作餅寒水石為衣甲子日攢丙子日碾戊子日和庚子日丸壬子日盛入葫蘆內至甲子日開先燒三餅供天地神祇畢然後隨意焚之脩合忌婦人鷄犬見

蠟梅香　沉香檀香各三錢丁香六錢右為末以麝香一字龍腦半錢生蜜和之

野花香　箋香檀香降真各等分腦子一字麝香半字舶上丁

皮三分右爲細末入炭末半兩煉蜜和勻火窨燒之如要烟聚
入製了甲香一字

杏花香　附子沉香紫檀香菚香降真各十兩甲香二兩用灰
汁水煑兩三沸淨洗薰陸香篤耨香譗乳香各五兩丁香木香
各二兩右搗爲末入麝香半兩梅花腦子二錢用薔薇油細和
作餅子瑠璃瓶盛窨地一月

杏花香　甘松川芎各半兩麝少許右爲末煉蜜拌和丸如彈
子大安在爐中恰似杏花迎風燒之尤妙

勝茉莉　沉香一兩檀香金顏香各二錢研細大丁香十粒研
細末腦麝各一錢右麝用冷臘茶清三四滴研細續入腦子同
研木犀花方開未離披者三大盞去蒂于淨器中研爛如泥入
前作六味再研勻拌成餅子或用模子脫成花樣入瓷器中窨

一月

木犀香　採木犀未開者以生蜜拌勻不可蜜多實捺入瓷器中入地埋窨愈久愈奇取出卸入乳鉢研勻拍成餅子油紙裹收旋取燒采花時不可犯手翦之為妙

桂香　冬青子絞汁同桂花蒸窨乾入罏燒香類木犀

小龍涎　沉香一兩龍腦半兩為末用鵞梨汁和作餅子燒之

玉華醒醉香　采牡丹蕊與酴醿花清酒拌浥潤得所當風陰一宿杵細捜作餅子窨乾上用腦子塗擦安于枕前

拂手香　滌潤白檀三兩錯末用蜜三錢化湯一盞許炒令水浸稍覺浥濕焙乾杵羅極細入水腦一兩研拌阿膠一片化湯為糊入末臼中擣三五百杵捏作餅子或入花模子窨乾穿一穴用綵線懸胸前

梅花衣香　苓苓甘松白檀茴香撒砂各半兩丁香一分木香一錢同為末入腦麝各少許

蜀王熏衣香　丁香箋香沉香檀香麝香各一兩甲香三兩右為末煉蜜濕拌之入窨月餘

南劍州梅花熏衣香　木香檀香甘松各半兩藿香葉牡丹皮茅香苓苓各一兩丁皮三柰子宮桂辛夷各二分右為麤末以甘蔗汁拌濕紙蓋日曬汁盡為度

透裹衣香　甘松藿香茴香苓苓各一兩略焙檀香搗碎灑浸蒸過焙乾丁香各半兩右為麤末紙包近肉或枕中放七日入腦麝少許

洗衣香　牡丹一兩甘松一分搗為細末每洗衣最後澤水入一錢

假薔薇面花子　甘松、苓苓香、丁香、檀香各一兩、藿香葉半兩、白芷香、墨、茴香各一分、右為細末、入黃丹少許、以熟蜜和拌稀稠得所、隨意脫之、腦麝為衣、與真者無異

浥汗香　丁香一兩、川椒六十粒、右丁香為末、以椒碎在丁香内、將絹袋盛、佩、永絶汗氣

傅身香粉　英粉、青木香、麻黄、根、甘松、藿香、苓苓香、附子炮、各等分、右為末、浴罷、以生絹袋藥傅身、

香材産于南方、而劑合之法惟京都為備、蓋以秘傳内苑、與諸肆不侔也、今出京例買香絹作土宜、香選料自製者價省香倍入計之、歲香肆率以惡劣者充市、蓬蘧紛紜、不暇致辨、向惟敎坊司劉鶴香為最、今亦式微矣、高深甫云、余録各方、唯取適用近日都中所尚、藍家稱為奇品者録之、製合之法、貴得料精則

香馥而味有餘韻識臭味者知所擇焉可也

玉華香　沉香四兩速香黑色者四兩檀香四兩乳香二兩木香一兩丁香一兩郎胎六錢唵叭香三兩麝香三錢氷片三錢廣排草三兩出交趾者妙蘇合油五兩大黄五錢官桂五錢黄烟二兩即金顏香廣零香用葉一兩右以香料為末和入蘇合油揉勻加煉好蜜再和如濕泥入磁缾錫蓋蠟封口固燒用二分一次製出雅尚齋者佳

黄香餅　沉速香六兩檀香三兩丁香一兩木香一兩黄烟二兩乳香郎胎各一兩唵叭三兩蘇合油二兩麝香三錢氷片一錢白芨麪八兩蜜四兩和劑印作餅東院王鎮製黑沉色無花紋者佳偽者色黄不堪

萬春香　檀香六兩沈香結香藿香零陵香甘松茅香各四兩

丁香一両甲香五錢氷麝各一錢用煉蜜為濕膏入磁瓶封固
焚之内府製
撒蒲蘭香　沉香三両五錢氷片二錢四分檀香一錢龍涎唵
叭麝香各五分排草鬚二錢撒蒲蘭一錢蘇合油一錢甘麻然
二分榆麪六錢薔薇露四両印作餅燒佳甚
芙蓉香　沉香一両五錢檀香一両二錢片速氷腦各三錢蘇
合油排草各五錢生結香芸香各一錢甘麻然唵叭各五分丁
香郎台藿香零陵香各二分乳香三奈欖油撒蒲蘭各一分榆
麪八錢硝一錢和印或散燒劉鶴製
龍樓香　沉香一両二錢檀香一両三錢片速五錢排草二両
唵叭金銀香降香白豆蔻各二分片腦二錢五分丁香零陵香
樟腦大黄硝各一錢三柰二錢四分官桂郎台芸香各三分甘

麻然欖油甘松藿香撒黼蘭各五分乳香三分榆麪一兩二錢
印餅散用家和去榆麪內府製

印香　黃熟香五斤速香一斤香附子黑香藿香零陵香檀香白芷芸香乳香丁香各一兩柏香二斤甘松八兩沉香二兩麝香生香各四兩焰硝五分共為末入香印印成焚之

黑香餅　用料四十兩加炭末一斤家四斤蘇合油六兩麝香一兩白芨半斤欖油四斤唵叭四兩先晾家熟下欖油化開又入唵叭又入料一半將白芨打成糊入炭末又一料一半然後入蘋合麝香揉勻印餅劉鶴製二錢一兩者前門外李家印各色花巧者亦妙

聚仙香　黃檀香一斤排草十二兩沉速香各六兩丁香四兩乳香四兩另研郎台三兩黃烟六兩另研蘇合油八兩麝香二

両欖油一斤白芨麪十二両蜜一斤右研末為骨先和上竹心
子作第一層趁濕又滾檀香二斤排草八両沉速香各斤半為
末作滾第二層成香紗篩眼乾都中自製每香萬枝十値二錢
竹棍萬枝銀一錢二分香袋紫龍力紙每百足數五錢
沉速香　沉速五斤檀香一斤黃烟四両乳香二両唵叭三両
麝香五錢蘇合油六両白芨麪一斤八両蜜一斤八両和成滾
棍
安息香都中有數種俗名總曰安息其最佳者劉鶴所製越隣
香聚仙香沉速香三種百花香即下矣
蘭香以魚子蘭蒸低速香牙香塊者佳近以末香滾竹棍蒸者
劣甚
龍桂香有黃黑二品黑者價高惟內府者佳劉鶴所製亦可

甜香惟宣德年製者清遠味幽可愛燕市中貨者罈黑如漆白底上有燒造年月每罈二斤三斤有錫罩蓋罐子一斤一罈者方真今亦無之矣近名諸香品合和香料皆自甜香改易頭面别立名色耳

媛閣香有黄黑二種劉鶴製者佳

河南黑芸香短束城上王府者佳

京線香前門外李家二分一束者佳

炒香近以蘇合油拌沉速入火微炙收起乘熱以水末糝上入瓶收用謂之法製其香氣比常精穠及失沉速天然雅味思知香不取

春消息歌括云人人盡道是江梅半兩丁香一兩茴更用甘松苓半兩麝香一分是良媒右為細末煉蜜和令滑中磁盒盛埋

地中半月可燒

雪蘭香歌括云十兩箋香一兩檀楓香兩半各秤盤更加一兩玄参末硝蜜同和號雪蘭

萬曆間恭順侯香最良所謂恭順餅也有黄黑二種印花工緻崇禎庚辰間每兩價直四錢今亦絕矣

凡製香須入窨貴燥濕得宜合和訖乾器收蠟紙封埋屋地下半月餘

凡合香成用不津磁合盛封以蠟紙牢固入淨地五寸埋月餘

凡和香用蜜須微煉數沸不可太過仍入蘇合油若蜜一斤入油二兩同煉大妙

凡治檀香須揀真者剉如米粒大慢火炒令烟出紫色斷氣即

正一云黄檀以黄實者為佳茶浸炒黄去腥

凡治藿香甘松零陵之類須揀去枝莖晾乾揉碎揚去塵土不可用水湯洗恐損香

凡治茅香須揀好香剉細以酒蜜水潤一夜炒令赤燥爲度

凡治甲香須揀如龍耳者好自餘小者次也取一二兩以来先用灰汁一碗煮盡後用甌內方同好酒一盞煮盡入蜜半匙炒如金色

凡治降真以紫實爲佳茶煮出油焙之

凡煉蜜須用好蜜以綿濾過入磁罐內將油單三兩重緊縛定入釜內重湯煮一日却取出再煎數沸出水氣經宿不動

凡合香用炭不拘黑白須重燒過通紅于密器內蓋令冷去炭中餘烟及纖雜之氣

香煤以茄稭燒爲灰每燒香以一錢火然紅次燒香灰燒存性

甚能養火延夕

香餅子法以堅硬羊脛木炭三斤杵為末黃丹定粉鍼砂牙硝各半兩入炭末中拌勻爛煮棗一升去皮核杵炭末作餅子或棗肉少以煮棗汁和之餅子大小隨意以椽堅為妙一枚可燒一日今武林哈家香餅最佳哈本回回人以此擅其藝

黑太陽法出自韋郇公家用精炭搗治作末研米煎粥捜和得所預鑄圓鐵範滿內炭末運鐵面鎚實擊五七十下出範隂乾範匡细若盞口厚如兩餅餤武寒罏中熾十數枚烘然徹夜晉人獻炭宜此類耶

清泉香餅石炭也用以焚香一餅之火可終日不滅清泉地名即昔人所遺歐陽公者

金猊玉兔香用杉木燒炭六兩配以栗炭四兩擣末加炒硝一

錢用米糊和成柔劑先用木刻模規兎子二塑圓混肖形如墨
印法大小隨意當獸口處開一斜入小孔獸形立〻昇〻居俯是謂
將炭劑一半入塑中刳腹令虛納香劑其中再加炭劑蓋完將
鐵線針條作鑽從獸口孔中搠入至近尾止取起曬乾後規用
宮粉塗身週編上蓋黑墨兎子以絕細雲母粉膠調塗之亦蓋
以墨二獸俱黑內分黃白二色每用一枚將尾就燈上焚灼置
爐內口中吐出香烟自尾隨變色樣金規從尾黃起焚盡形若
金妝蹲踞爐內經月不敗觸之則灰滅矣玉兎形儀銀色甚可觀
也雖非大雅亦堪幽玩其中香料取印香方和以榆麪為劑捻
作小楷粗欣長八九分量獸肢大小但令香不露出然外為佳
更有金蟾吐焰紫雲捧聖仙立雲中種〻雜法內多不驗故不
錄

飛樟腦法取樟腦一兩以兩盞合之濕紙糊口文武火脅之半
時辰取起候冷收用
金日磾造香熏衣以磾胡氣謂之金磾香
藏香須用大黄末糁入則其氣不散
新微縣有真陽觀即許真君弟子曾真人得道之所唐僖宗時
平南王鍾傳據有八州之地時修觀內曰修元齋忽有一香爐
自天而下爐高三尺下有一槃々內出蓮花一枝花有十二葉
葉間隱出一物即十二屬也爐頂有一仙人披霞帔戴遠游冠
相儀端妙左手搘頤右手垂膝坐小盤石々上有花竹流水松
檜之狀雕刻奇怪非人工所及其初降時凡有邑民侵據觀田
者爐即飛至田所放光明邑民驚懼並以田還觀南平王聞其
異遣使取爐至江西供養忽一夕失去尋之却還舊觀人稱爲

瑞鑪政丞相平安公孫渥南遷路經於此留題云好是步虛明月夜瑞鑪飛下醮壇前鑪如金色輕重不定尋常舉之只可及六七斤有盜竊之雖數人不能舉至今猶在然不復能飛矣

馬希範建天策府中搆九龍殿以沉香為八龍各長百尺抱柱相向作趨捧勢而已坐其間自謂一龍也凌晨將坐先使人焚香於龍腹中煙氣欝然而出若口吐焉

陸游云宣政宮中用龍涎沉腦屑和蠟為燭兩行列數百枝豔明而香溢鈞天所無也南渡後久絕惟太后回鑾沙漠復值工壽上極天下之養用宣政故事然僅列數十炬而已

宋政和四年檢奉宸庫得琉璃缶玻璃母二大篚龍涎香二香則多分錫大臣近侍其模製甚大而外視不甚佳每以一大豆爇之輒作異花氣芬郁滿坐終日不歇上大奇之命籍被賜者

随數多寡淺收入櫫中號曰古龍涎諸大璫爭取一餅可直百緡金玉為穴以青絲貫之佩于頸時於衣領間摩挲相示繇此遂作佩香今佩香蓋因古龍涎始也蔡絛鐵圍山叢談

熏香法

玄參半觔去塵土石器中水煑熟控乾薄切微炒去煙　甘松四兩去土細剉　乳香二錢細研成末後入　麝香三錢　白檀三錢　沉香五錢　已上俱為末煉蜜與香分均為丸燒　右法出自蜀後主已載香譜小有不同此蓋出自內府藺丙易錄

茄根并枝暴乾燒作灰為香煤甚奇能養火延夕予嘗自製裊糊香有一種瀟灑風度非閨幃閒惱人破禪氣味也其法用水沉香一兩為屑取榠樝液漬之過一精之曰汏其液揉真香半兩以建茶閑品二錢之作漿漬一日以濕竹紙五七重包之大

煨少時丁香一錢鮮極新者不見火玄參二錢鮮去塵埃蜜煬令香真茅山黄連香一錢白檀香三錢麝五分斗律一錢爁硃一字俱為細末濃煎皂角膠和作餅子窨器收貯燒時極慢火予在楊州一日獨游石塔寺訪一高僧坐小室僧於骨董袋中取香如炎許注之覺香韻不凡與諸香異似道家嬰香而清烈過之僧笈曰此魏公香也韓魏公喜焚此香乃傳其法用黑角沉半兩鬱金香一錢一字麩炒丁香一分上等蠟茶一分碾細分作兩處麝香當門子一字右先點一半茶澄取清汁研麝漬之次屑三物入之以餘茶和半盞許令衆香蒸過入磁器有油者地窨窨一月

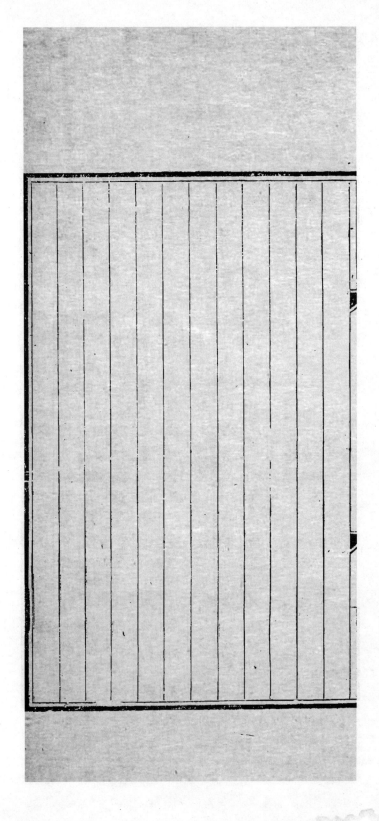

香譜

明石頑山樵香亂訂輯

紀事

黃帝詔使百辟羣臣受德教者先列珪玉于蘭蒲席上然沉榆之香舂雜寶為屑以沉榆之膏和之為泥以塗地分別尊卑華戎之位

漢武帝幸安定西胡月支國獻香四兩大如雀卵黑如桑椹帝問使者為何香對曰神香可以起夭殘之死疾時未之信後元年長安城內病者數百亡者大半帝試取香燒之城內死未三月者皆活芳氣經三月不歇始知其為神物乃更珍秘餘香後一旦失之檢封函印如故無復香在矣

武帝元封中起方山像招諸靈異召東方朔言其秘奧乃燒天

下異香有沉光香精祇香明庭香金䗝香塗䰈香倶外國所貢
又于七月七日爇百和香然九微燈以待西王母
武帝事仙靈惟謹甲帳前羃玲瓏十寶紫金之爐李少君取綵
蜃之血丹虹之涎靈龜之膏阿紫之丹鶡幅羅草和成香每帝
至壇前輒燒一顆炯繞梁棟間久之不散其形漸如水紋頃之
蛟龍魚鼈百怪出沒其間仰視股栗又然靈音之燭衆樂迭奏
于火光中不知何術幅羅香草出賈超山
漢靈帝于西園起裸游館以西域所獻茵墀香煮湯令宮人沐
浣使以餘汁入渠名曰流香渠
孫亮為愛姬朝姝麗居洛珍潔華四人合四氣香皆殊方所出
凡經踐履晏息之處香氣沾衣歷年彌盛百浣不歇因名百濯
香或以人名故有朝姝香麗居香洛珍香潔華香每出游四人

皆同與席來侍皆以香名前後為次不得越亂所居室名思香媚寢

刁侍中年老口氣漢桓帝出雞舌香與含之

魏志孟德與諸葛亮書曰今奉雞舌香五斤以表微意

江表傳云曹丕使求雀頭香孫權與之

石崇以豪奢矜物廁上常有十餘婢侍列皆有容色置甲煎粉沉香汁有如廁者皆易新衣而出

晉吳隱之有清操刺郡歸其妻劉氏取沉香一片命投諸江今廣州府城西二十里沉香浦即隱之投香處舊有亭

採蘭雜志西施舉體異香沐浴竟宮人爭取其水積之甖甕用洒帷幄滿室皆香甕中積久下有浮淀結如膏宮人取以臙乾錦囊盛之佩于寶袜香踰于水

真陵山有糜飲棗食其一大醉經年東方朔游其地以一斛進
上工和諸香作丸大若芥子每集羣臣取一丸入水一石頃刻
成酒味踰醇醪謂之糜飲酒又名真陵酒飲者香經月不散
趙飛燕為皇后女弟合德上遺三十五條內有青木香沉水香
九真雄麝香
洒面男女皆和白檀麝香當歸姜黃末塗頭面及身以為奇
陶弘景母郝氏夢天人手執香爐來至其所已而有娠
佛圖澄嘗遣弟子向西域市香既行澄告餘弟子曰掌中見買
香弟子在某處被劫垂死因燒香祝願遙救護之弟子後還云
某月某日某處為賊所劫垂當見殺忽聞香氣賊無故自驚曰
救兵已至棄之而去
梁武帝服陶弘景飛丹有驗益敬重之每得其事燒香虔受

石虎為四時浴室用鍮石珷玞為隄岸或以琥珀為瓶杓夏則引渠水以為池池中皆以紗縠為囊盛百雜香漬于水中淺冰之所名溫香渠

大業拾遺云仁壽閒有蒋禪師常在內供養造五色飲又作五香飲第一沉香飲次澤蘭香飲次甘松香飲皆有別法以香為主

隋煬帝每當除夜至及歲夜殿前諸院設火山數十盡然沉香木根每一山焚沉香數車火光暗則以甲煎沃之焰起數丈香聞數十里一夜之中用沉香二百餘乘甲煎二百石

唐中宗朝韋武閒為雅會各攜名香比試優劣名曰鬭香韋溫挾椒塗所賜常獲魁

唐玄宗嘗于宮中置長湯屋數十閒四環甃以文石為銀鏤漆

船及檀香木船置于其中檻檝皆飾以珠玉又于湯池中壘瑟瑟及沉香為山以狀瀛洲方丈

天寶末交趾貢龍腦如蟬蠶形波斯言老龍腦樹節方有禁中呼為瑞龍腦上惟賜貴妃十枚香氣徹十餘步上夏日嘗與親王棊令賀懷智獨彈琵琶貴妃立局前觀之時風吹貴妃領巾于懷智巾良久回身方落懷智歸覺滿身香氣非常乃卸幞頭貯于錦囊中及上皇復宮闕追思貴妃不已懷智乃進所貯幞頭具奏它日事上皇發囊泣曰此瑞龍腦香也

唐寧王驕貴極于奢侈每與賓客議論先含嚼沉麝方啟談香氣噴于席上謂之嚼麝之談

楊國忠用沉香為閣檀香為闌以麝香乳香篩土和為泥飾壁每于春時木芍藥盛開聚賓友于四香閣上賞花禁中沉香亭

遠不侔此壯麗

陳後主于光昭殿前起臨春結綺望仙三閣各高數十丈連延數十間其牕牖壁帶縣楣闌檻皆以沉檀為之飾以珠玉間以珠翠外施珠簾內有寶牀寶帳服玩瑰麗近古所未有每微風暫至香聞數里

張說攜麗正文章謁友生時正行宮中媚香號化樓臺友生焚以待說說出文章置香上曰吾文享是香無忝

唐玄宗為太子時愛妾鶯兒多從中貴董逍遙微行以輕羅造梨花散蕊裹以月麟香號袖裏春所至暗遺之

憲宗時宮中刻木作海上三山上與伊祁玄解觀之指蓬萊曰若非上仙朕無緣得及此境玄解笑曰三島咫尺誰云難及即踊躍空中俄而不見因號其山為藏真島每旦于島前焚鳳腦

香以崇禮敬

同昌公主出降乘七寶步輦四角綴五色玉香囊囊中貯辟寒香辟邪香瑞麟香金鳳香皆異國所献

武宗好神仙術遂起望仙臺復修降真室舂百寶屑以塗地内設玳瑁帳火齊牀焚龍光之香薦無憂之酒

歐陽通善書必以象牙犀角為管貍毛為心覆以秋兔毫松烟為墨末以麝香紙須緊薄白滑者乃書之

柳宗元得韓退之所寄詩先以薔薇露灌手薰玉蕤香後發讀曰大雅之文正當如是

王元寶好賓客務華侈器玩服用僣于王公四方之士盡歸焉常于寢帳牀前雕矮童二人捧七寶博山爐自暝焚香徹曉號曰香童

姑臧太守張憲使伎戴拂壺巾錦仙裳密粉淡妝侍閣下代書札者曰墨娥捧香者曰麝姬

園客濟陰人常種五色香草積十年食其實一旦有五色蛾止其香樹末客收而薦之以布生桑蠶焉有好女夜至自稱客妻與俱收蠶得百二十頭繭大如甕繅一繭六十日始盡訖則俱去故濟陰人世祠桑蠶設祠室焉

瓜性惡香々中尤忌麝鄭注太和中赴職河中姬妾百餘盡騎香氣數里逆于人鼻是歲自京至河中所過路瓜盡死一蒂不獲

徐鉉過月夜露坐中庭必爇香一炷所親私號曰伴月香

元載造芸輝堂芸香草也白如玉入土不朽為屑以塗壁設紫綃帳凝冬風不入盛夏自清涼滿室寵姬薛瑤英幼啗香屑肌肉皆香處以金絲却塵褥

李璟保大七年召大臣宗室赴内香筵凡中國外夷所出以至和合煎飲佩帶粉囊共九十二種江南所無

典略云芸蘭介香走蠹魚故漢之藏書臺稱芸臺閣稱芸閣令人稱芸館本此

韓熙載云花宜香故對花焚香有風味相和其妙不可言者木樨宜龍腦酴醾宜沉水蘭宜四絶含笑宜麝薝蔔宜檀

李華燒三城絶品炭以龍腦裹芋魁煨之擊爐曰芋魁遭偶矣

唐昭宗賞賜崔胤香一黄綾角約二兩題曰刀圭第一香酷烈清妙難焚豆大亦終日旖旎盖成通所製賜同昌公主者

道士譚紫霄有異術閩王昶奉之爲師月給山水香焚之香用精沉上火半燒則沃以蘇合油

顯德中進士賈顒于九仙山遇靖長官行若奔馬知其異拜而

求道取篋中所遺沈水香焚之靖日此香全類斜光下等六天所種芬陀利華汝有道骨而俗緣未盡因授鍊行丹一粒以袖子為糧迄今尚健

孟昶夏月水調龍腦末塗白扇上用以揮風一夜與花蘂夫人登樓望月悞墮其扇為人所得外有効者名雪香扇

清泰中荊南有僧貨平等香貧富不二價不見市香和合疑其仙者

宋趙清獻好焚香尤喜熏衣所居既去輒數月香不滅衣未嘗置于籠為一大焙方五六尺設熏爐其下常不絕每解衣投其間謂人神氣四體誠不可使不潔淨也

陳茂為尚書郎每書信印記曰玄山典記又曰玄山印[illegible]朱[illegible]淺麝酒開則匣以鎮犀養以透雲香印書達數十里香不斷印

刹胭脂木為之

東坡云南海地產沉水香〻必以牛易之黎〻人得牛皆以祭鬼無脫者中國人以沉水香供佛燎帝求福此皆燒牛肉也何福之能得哉

黎峒之人以香代縣

虞伯生與朱萬初帖云深山高居爐香不可缺退休之久佳味乏絕人為取老松柏根枝葉實共搗之研風昉露和之每焚一丸足助清苦今年大雨時行土潤溽暑特甚萬初致石鼎清晝香空齋蕭寒遂為一日之借良可喜也萬初本墨妙又兼香癖蓋墨之與香同關紐亦猶書之與畫謎之與禪也

永徽中定州僧欲寫華嚴經先以沉香種楮樹取以造紙

建寧松溪香婆巖宋嘉定間里人陳翁女名大仙自幼不熏日

以鬻香為業有剩香輒焚之岩下或依岩宿數日不食人視之為癡惟李五郎者禮遇之一日鬻香還呼五郎並追至岩已化去矣因食其所遺飯亦隨以化邑人遂名其巖曰香婆

宗少文嘉遁江湖孫茂深有祖風當時貴人欲與之游不得聞其愛香作香鐀之時謂少文大宗茂深小宗故傳小宗香云

歐陽文忠曰蔡君謨為余書集古錄序刻石其字尤精勁余以鼠須栗尾筆銅綠筆格大小龍茶惠山泉等物為潤筆君謨大笑以為清而不俗後月餘有人遺余清泉香餅一篋君謨聞之嘆曰香餅來遲使我潤筆獨無此一種佳物茲又可笑也

黄山谷謂荀中令喜焚香故名硇砂湯曰荀令湯

梅學士詢慶曆中為翰林侍讀性喜焚香其在官舍每晨起將視事必焚香兩罏以公服罩之撮其袖以出坐定撒開兩袖郁

然滿室濃香

東坡有鄴鼎刀云滑之野老常匣貯之用即焚香置几上鼎都

引匿

米襄陽晚年學禪有滑卒于淮陽軍先一月區處家事作別親

友書盡焚其所好書畫奇物預置一棺坐臥飲食其中前七日

不茹葷沐浴更衣焚香清坐而已及期徧請羣寮擧拂示衆曰

衆香國中來衆香國中去擲拂合掌而逝

黄山谷晚年懸東坡像于室中每早衣冠薦香肅揖甚敬或以

同時相上下爲問則離席驚避曰庭堅望蘇公門弟子耳安敢

失其序

南宋元正每歲禁中以三茅觀鐘鳴駕興先詣福寧龍墀及聖

堂炷香用臘沉腦子

文壽承云在長安時過顏舍人汝縣研山齋見其窓明几淨折松枝梅花作供鑿玉河冰烹茗啜之又新得彝鼎奇古目所未見炙內府龍涎香恍然如在世外不復知有京華塵土

天成中進士侯寧極戲造藥譜沉香名遠秀卿檀香名黃英石安息香名命門錄事蘇合香名帝膏丁香名支解香甘松名麝男藿香名玲瓏霍去病龍腦名玉疍飯木香名天通綠麝香名拔萃國鬱金名金母蛻芽香名綠子檀澤蘭名九畹菜

真誥經云屢燒香左右令人魄正故隱居云沈香薰陸夏月常燒此二物

梁簡文時扶南傳有沉香一婆羅丁云婆羅丁五百六十斤也

浴佛功德經云牛頭栴檀芎藭鬱金龍腦沈麝丁等以為湯置淨器中次第浴之又栴檀云王有疾醫須栴檀汁栴檀枝葉根

荃除一切疾本草云白檀消風熱腫

茹芮為仁和廣文有人餽龍涎餅一盒不知為香每席各供一楪自既餐盡復勉強勸人食之衆皆掩口而不敢言衹稱其美而袖之此與王敦食澡豆同一類也

宗楚客造一宅新成皆是文柏為梁沉香和紅粉泥壁開門則香氣蓬勃

張易之初造一大堂甚壯麗計用數百萬紅粉泥壁文柏帖柱琉璃沉香為飾

漢尚書郎給女使二人執香爐燒薰入直則司香侍夜至唐猶存其制

飛燕浴五蘊七香湯踞通香沉水座燎降神百蘊香合德浴豆蔻湯傅露華百英粉帝私語樊嬺曰后雖有異香不若婕妤體

自香也

蜀奉倩爇焚香所坐席香三日不歇

范石湖驂鸞録云番禺人作心字香用素馨茉莉半開者著淨器中以沉香薄片層層相間密封之一日一易不待花蔫花過香成所謂心字者用香末縈成心字也蔣捷詞云銀字箏調心字香燒用此也

元朱萬初和石鼎清晝香以貽虞集

劉元城歿時老幼婦女誦經而哭父老炷香於庭香價踊貴

范曄撰和香方意以比類當時之士

天順間皇太后喪禮進香有以他木偽為降香貨者錦衣衛捕獲以聞命各追真香二十斤完日罪之

宣廟時太醫院奏尚衣監用辟蠹香二萬觔乞遣人福建等處

收買　上曰此非急務不必遣人且香藥安用許多可減其十之七
嘉靖四十年宮中龍涎香悉燬于火　上恚甚令再購户部尚書高燿進八兩　上喜命給價七百六十兩加燿太子太保實此時中人竊竊以出　上索之急燿重購得曰聖節建醮日上之稱旨加賞未幾廣東進龍涎至五十七觔

明石巔山樵徐夙諷輯

載文

劉向熏爐銘曰中有蘭錡朱火青煙蔚術四塞上連青天

曹植迷迭香賦播西都之麗草兮應青春而凝暉流翠葉於纖柯兮結微根于丹墀信繁華之速實兮弗見凋于嚴霜芳暮秋之幽蘭兮麗昆崙之英芝既經時而收采兮遂幽殺以增芳去枝葉而特御兮入綃縠之霧裳附玉體以行止兮順微風而舒光

梁元帝香爐銘蘇合氤氳非烟若雲時濃更薄乍聚還分火微難盡風長易聞孰云道力慈悲所熏

梁昭明太子銅博山香爐賦方夏鼎之瓌異類山經之俶詭制

一器而備衆質諒茲物之為珍於時青女司寒紅光翳景吐圖
舒于東壁丹曦于西嶺蕙帳已低蘭膏未屏爨松柏之火爇蘭
麝之芳熒熒內曜芬芬外揚似卿雲之呈色若景星之舒光齊姬
合歡而流盼燕女巧笑而蛾揚超公聞之見錫粤文若之留香
信名嘉而器美永服玩于華堂

梁劉繪詠博山香鑪參差鬱佳麗合沓紛可憐蔽虧千種樹出
沒萬重山上鏤秦王子駕鶴乘紫煙下刻蟠龍勢矯首半銜蓮
旁為伊水麗芝蓋出巖間復有漢游女拾翠弄餘妍榮色何雜
揉縟繡更相鮮麏麚或騰倚林薄香芊眠掩華終不發含薰未
肯然風生玉階樹露湛曲池蓮寒蟲悲夜室秋雲沒曉天

沈約和劉雍州繪博山香鑪詠範金誠可則摛思必良工凝芳
自朱燎先鑄首山銅瑰姿信岩崿奇態實玲瓏峯嶝互相拒巖

岫杳無窮赤松游其上飲忌御輕鴻絞繞盤其下驟白䴉層穹
嶺側多奇樹或孤或複叢巖間有佚女垂袂似含風羣飛若未
已帝視贅餘雄登山起重嶂左右引絲桐百和清夜吐蘭煙四
面充如彼崇朝氣觸石繞華嵩
吳郡吳泰能筮會稽盧氏失博山鑪使泰筮之泰曰此物質雖
為金其象寔山有樹非林有孔非泉閶闔風至時旋青烟此香
鑪也語其主處求即得之
魏武臨終分香與銅雀伎陸龜蒙鄴宮詞魏武平生不好香楓
膠蕙炷潔宮房可知遺令非前事卻有餘薰在繡囊
皮日休玩金鸂鶒詩鸂鶒鸂鶒香鑪也鏤羽琱王迥出羣溫磨飄出
麝臍薰夜來曾吐紅茵畔猶自溪邊睡不閒張賁和云翠羽紅
襟鏤綵雲雙飛常咲白鷗羣誰憐化作琱金質從惜沉檀十里

聞
元稹香毬詩順俗非圓轉居中莫動揺愛君心不測猶訝火長
燒
羅隱詠香云沈水良材食柏珍博山爐煖玉樓春憐君亦是無
端物貪作馨香忘却身
王建詠香印閑坐燒香印滿房松柏氣火盡轉分明青苔碑上
字
黃山谷云賈天錫作意和香自然有富貴氣覺諸人家和香極
寒氣也天錫屢惠此香惟要作詩曰以兵衛森畫戟燕寢凝清
香為韻作十小詩贈之猶恨詩語未工未稱此香耳然余甚寶
此香未嘗妄以與人城西張仲謀為我作寒計惠送騏驥院馬
通薪二百曰以香二十餅報之或笑曰不為公詩地耶應之曰

詩能為人作祟豈若馬通薪使冰雪之辰鈴下馬走皆有挾纊之溫耶學詩三十年今乃大覺然見事亦太晚也苕谿漁隱曰十詩中如險心游萬仞躁欲生五兵隱几香一炷靈臺湛空明誠佳句也

王直方詩話云古詩云博山爐中百和香鬱金蘇合及都梁古樂府云行胡從何方列國持何來氍毹㲪毲五木香迷迭艾納及都梁東坡云偶隨樵父采都梁按廣志都梁香出交廣形如藿香迷迭出西域艾納香名老松上莓苔也出本草及沈氏香譜東坡和楊公濟梅花詩馮伏幽人收艾納國香和雨入莓苔田藝衡詠博山爐云三島為金爐環之以四海披我一片香盆盈九萬載

余綴焚香詩博山鷓鴣斑寶色耀一室自劈片沈焚輕烱上書

帙

詩云錢唐鸚鵡綠吳岫鷓鴣斑綠酒也斑香也生香結名鷓鴣斑甲香名崑崙耳山谷集云螺甲割崑崙耳香村屑鷓鴣斑

東坡詩云香烟篆翠虬山谷詩云一穗黃雲繞几翠黃皆香色也

張衡同聲歌鞮芬以狄香鞮履也狄香外國之香也謂以香薰履

陸龜蒙寄南岳之霧燕香詩聞說融峯下霧香似泛菟春來正堪采試爲斸雲根

東坡和魯直燒香詩萬卷明窗小字眼花只有斕斑一炷烟消火冷半生身老心閒

陳琳迷迭賦方果葉之阿那鋪綠葉之蛇蟺　曹丕云余植迷

迭于中庭喜其揚條吐秀馥有香芳
田藝蘅詒張行甫惠香爐詩好將古鼎伴離羣點蘭名香手自
焚不獨雪天供伏枕也宜風日對橘文博山鶴尾非黃耳沈水
龍涎即寶熏一穗素心何以見煮茶來看綠蘿雲　寶薰香名
劉鳳賦浮聚香云薰香應可羨郁烈重芬馨甲篤沃沈水菁茅
濯鬱金瑲惟芬玉氣梹寶盤蘭心莫以留萸離惟當與桂斟葡
當作煎　疑誤
張所敬瘦影詩何來太古瘦浮自帚豹窟椽斷動雲根臃腫駁
山骨巔荒似遺蹤跡悉疑犯削瑩若廣寒蟾瘦比北海羯萬竅
爭峪岈衆孔競抽突屋中諒有容處柔保無缺徵徵藜火吹裊
裊蘭芬馥古樸含醇和神情借邈越緬想飽烟霞不知幾歲月
偃蹇翳荆榛風霜共皺皺爾形已支離爾患仍斬伐幸此偶琴

鎛脩然伴林檝薦以湘筠几禮以米顛笏坐卧擁縑緗傲覭謝
請謁哂彼金玉鉉霞餗于鉄鉞又造化鑪錘巧風霜歲月深閒
君媄五岳贈我並兼金瑩想流泉漱班看古蘚侵自今相憐處
焚麝碧桐陰
徐渭香煙七首云誰將金鴨銜濃息我只磁爐待爾反軟度低
腴領風影濃梳高髻綰雲堆縱游不解黏花落縷嗅如能惹蝶
来京賈漸踈色亦盡空餘紅印一梢梅又午坐焚香枉連歲香
烱妙賞始今朝龍拏雲霧終　猛蜃起樓臺不暇飄直上亭〻
纜佇立斜飛冉〻忽逍遥細思絕景雙難比除是錢唐八月潮
又霜沈欄竹更無地底事游竟演百魔函谷迎關儼然氣雪山
灌頂散青螺孤螢一點停反冷古樹千藤寫影拖春夢婆今何
處去憑誰舉此似東坡又薝蔔花香形不似菖蒲花似不如香

揣摩莞睥鼻何暇應接王郎眼倍忙滄海霧蒸神伏媛戟眉雪桂佛燈涼并傈三物如堪抿〻付猱孃刺繡狀又說與芰香知不知寂難描畫是峒時陽成謹口飛逃豕太古坑中剔梟然想見當初勞造化亦如此物辭恢奇道人不解從呼吸閒看須臾變換嬉又香菌云西窗影歇觀雖宋左柳蘢穿息不遮觸學吴見蝦銀杏且隨道士袖青蛇㧌空烟火香巖鼻琢盡玲瓏海蒙牙莫訝因風忽濃淡高空刺〻改雲霞又香球云香球不滅橘團圓橘氣球香總可憐蛾亂窠〻逃熱瘴烟雲夜〻輥寒鐔蘭消蔥歇東方白灶㧌鍼牢北斗旋一粒馬牙聊我輩萬金龍腦付嬋娟

田藝蘅以書香墨香笑香衣香茶香酒香罏香花香為八香構室曰八香居因自稱曰八香居士為文賦詩以紀其事見詠罏

香云玉罏沈火白雲房知見濃薰出外方自注云佛書有解脱知見香午夢正醒添午篆藹緼縈繞自生香又曉起焚香適澹岑孚送龍涎餅至蔺謝詩云盥沐才停坐清曉玄思超然度雲表瓷罏宿火撥重醒風引餘香玉絲裊故人解事素書來遠寄龍涎十八枚圓即驪珠蠻海出潤丸鮫沫瘴煙開銀母錢輕試新炷蕙氣蘭滋濃花霧靡腴多忌遜芳標難舌徒珍郄華步山林不可無賓薰急索苦茗澆幽芬裁詩欲謝意縹緲散作湘簾翡翠紋張正見詩奇香分細霧石炭擣輕紈楊升菴云石炭蔟香煤也蓋擣石炭為末而以輕紈篩之欲其細也今制宮中擣炭為末以梨棗汁合之為餅置于罏中以為香籍即此物也但古用石炭今用木炭不同耳石炭即石墨也又正見詩名香散綺幕石墨彫金罏是也石墨一名石涅一名黑石脂

左芬鬱金頌曰伊此奇草名曰鬱金越自殊域厥珍來尋芬香酷烈悦目怡心明德惟馨淑人是欽窈窕妃媛服之褵衿永垂名實曠世弗沈

江淹藿香頌曰桂以過烈麝以太芬摧阻天壽夭折人文詎及藿香微馥微薰攝靈百仞養氣青氛

宋吳文英賦熏衣香調寄天香詞云珠絡玲瓏羅囊閒鬬酥懷暖麝相倚百和花鬚十分風韻半襞鳳箱重綺茜口四角慵未結流蘇春睡熏度紅薇苑落煙銷畫屏沈水　温泉絳綃乍試露華侵透肌蘭沁漫省淺谿月夜暗浮花氣荀令如今老矣但未識韓郎舊風味遠寄相思餘熏夢裏

范曄撰和香方其序曰麝本多忌過分必害沈實易和盈斤無傷零藿虛燥詹唐黏濕甘松蘇合安息鬱金柰多和羅之屬並

被珍于外國無取于中土又棗膏昏鈍甲煎淺俗非惟無助于
馨烈乃當彌增于尤疾也所言悉以比類朝士麝本多烈比庾
仲文零藿虛燥比何尚之詹唐黏濕比沈演之棗膏昏鈍比羊
玄保甲煎淺俗比徐湛之甘松蘇合比慧琳道人沈實易和以
自況也

桂海香志

宋石湖范成大著

南方火行其氣炎上藥物所賦皆味辛而嗅香如沈箋之屬世專謂之香者又美之所鍾也世皆云二廣出香然廣東香乃自舶上來廣右香産海北者亦凡品惟海南最勝人士未嘗落南者未必盡知故著其説

沈水香上品出海南黎峒一名土沈香少大塊其次如繭栗角如附子如芝菌如茅竹葉者佳至輕薄如紙者入水亦沈香之節因久蟄土中滋液下流結而爲香採時香面悉在下其背帶木性者乃出土上環島四郡界皆有之悉冠諸蕃所出又以出萬安者爲最勝説者謂萬安山在島正東鍾朝陽之氣香尤醖藉豐美大抵南海香氣皆清淑如蓮花梅英鵝梨蜜脾之類焚一博投許氛翳彌室翻之四面悉香至煤燼氣不焦此南海

香之辨也北人多不甚識蓋海上亦自難得省民以牛博之于黎一牛博香一擔歸自差擇得沉水十不一二中州人士但用廣州舶上占城真臘等香近年又貴丁流眉來者余試之乃不及海南中下品舶香往往腥烈不甚腥者意味又短帶木性尾煙必焦其出北海者生交趾及交人得之海外蕃舶而聚于欽州謂之欽香質重實多大塊氣尤酷烈不復風味惟可入藥南人賤之

蓬萊香　亦出海南即沉水香結未成者多成片如小笠及大菌之狀有徑一二尺者極堅實色狀皆似沉香惟入水則浮刳去其背帶木處亦多沉水

鷓鴣斑香　亦得之于海南沉水蓬萊及絕好箋香中槎牙輕鬆色褐黑而有白斑點點如鷓鴣臆上毛氣尤清婉似蓮花

箋香　出海南香如蝟皮栗蓬及漁蓑狀蓋修治時琱鏤費工去木留香棘刺森然香之精鍾於刺端芳氣與他處箋香夐別出海北者聚于欽州品極凡與廣東舶上生熟速結等香相埒海南箋香之下又有重漏生結等香皆下色

光香　與箋香同品第出海北及交趾亦聚於欽州多大塊如山石枯槎氣麤烈如焚松檜曾不能與海南箋香比南人常以供日用及常程祭享

沉香　出交趾以諸香草合和蜜調如熏衣香其氣溫馨自有一種意味然微昏鈍

香珠　出交趾以泥香捏成小巴豆狀琉璃珠間之綵絲貫串作道人數珠入省地賣南中婦人好帶之

思勞香　出日南如乳香歷青黃褐色氣如楓香交趾人用以

合和諸香

排草　出日南狀如白茅香芬烈如麝香亦用以合香諸草香無及之者

檳榔苔　出西南海島生檳榔木上如松身之艾蒳單爇極臭交趾人用以合泥香則能成溫磨之氣功用如甲香

橄欖香　橄欖木脂也狀如墨膠飴江東人取黃連木及楓木脂以為欖香蓋其類出于橄欖故獨有清烈出塵之意品格在黃連楓香之上桂林東江有此果居人采香賣之不能多得以純脂不雜木皮者為佳

零陵香　宜融等州多有之土人編以為席薦坐褥性煖宜人零陵今永州實無此香

麝香　自邕州溪洞來者名土麝氣臊烈不及西蕃

丸花　南人或名柚花春末開蕊圓白如大珠既拆則似茶花氣極清芳與茉莉素馨相逼番人采以蒸香風味超勝

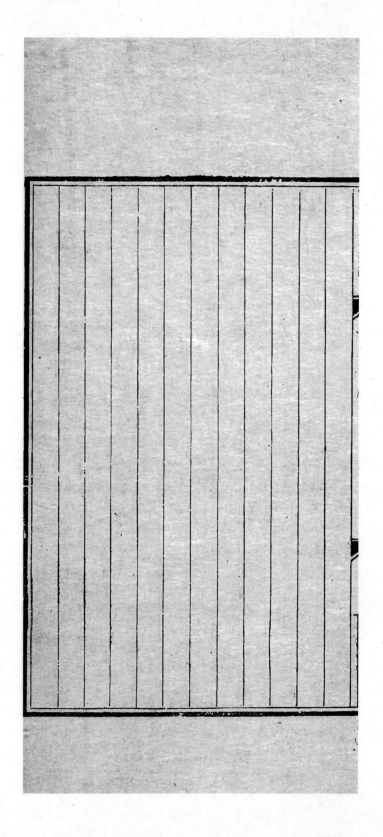

陳氏香品

清潭陳達叟著

古之名香種々稱異或出自外夷或製自宮掖其方其料俱不可得見矣余以今之所尚香品評之妙高香生香檀香降真香京線香々之幽閒者也蘭香速香沉香々之恬雅者也越隣香甜香萬春香黑龍挂香々之溫潤者也黃香餅芙蓉香龍涎香餅內香餅香之佳麗者也玉華香龍樓香撒馥蘭香々之蘊藉者也棋楠香唵叭香波律香々之高尚者也幽閒者物外高隱坐語道德焚之可以清心悅神恬雅者四更殘月興味蕭騷焚之可以暢懷舒嘯溫潤者晴窗搨帖揮麈閒吟篝燈夜讀焚以遠辟睡魔謂古伴月可也佳麗者紅袖在側密語私談執手擁爐焚以薰心熱意謂古助情可也蘊藉者坐雨閉關午睡初足就

業學書啜茗味淡一爐初蓺香靄馥馥撩人更宜醉筵醒客高尚者皓月清宵氷絃戛指長嘯空樓蒼山極目未殘爐蓺香霧隱隱繞簾又可祛邪辟穢黄煖閣黑煖閣官香紗帽香俱宜蓺之佛爐聚仙香百花香蒼朮香河南黑芸香但可焚于卧榻客曰諸香同一焚也何事多岐余曰幽趣各有分别薰燎豈容槩施香癖甄藻豈君所知悟入香妙嗅辨妍媸曰余同心當自淂之一笑而解

焚香七要

香爐　官哥定窯豈可用之平日爐以宣銅潘銅彝爐乳爐如茶杯式大者終日可用

香合　用剔紅蔗段錫胎者以盛黄黑香餅法製香磁合用定窯或饒窯者以盛芙蓉萬春甜香倭香合三子五子者以盛沉

速蘭香棋楠等香外此香檀亦可若游行惟倭檀帶之甚佳

爐灰　以紙錢灰一斗加石灰二升水和成團入大竈中燒紅取出又研絕細入爐用之則火不滅忌以襍火惡炭入之灰炭襍則灰死不靈入火一蓋即滅有好奇者用茄蒂燒灰等說太過

香炭墼　以雞骨炭碾為末入葵葉或葵花少加糯米粥湯和之以大小鐵塑槌擊成餅以堅為貴燒之可久或以紅花查代葵花葉或爛棗入石灰和炭造者亦妙

隔火砂片　燒香取味不在取烟香烟若烈則香味漫然頃刻而滅取味則味幽香馥可久不散須用隔火有以銀錢明瓦片為之者俱俗不佳且熱甚不能隔火雖用玉片為美亦不及京師燒破砂鍋底用以磨片厚半分隔火焚香妙絕燒透炭墼入爐

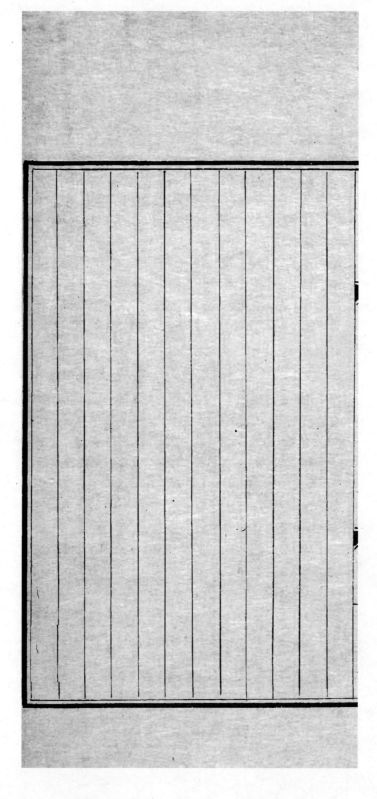

琉球記

琉球記

一卷 中山詩集 一卷

〔明〕胡靖 撰

明萬曆刻本

小引

余初識荆胡子獻卿見甚矮雲鶴冉冉香松即詩獻卿為天際異人也及覩其文如銀濤雪浪一瀉千里詩畫雲

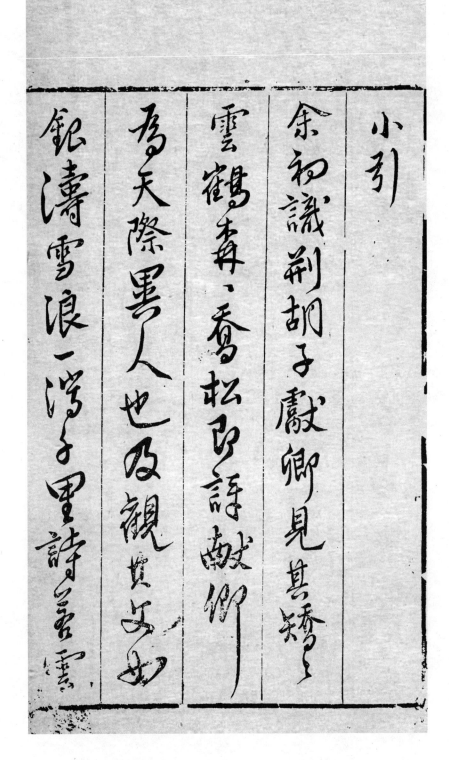

慈霞峯蛟龍繞身雖巨浸之

晶漾不能喻文海之波瀾桐吟

情之浩蕩畫以書擅[illegible]鐵

墨妙康誥鄭虔三絕于斯

再覩奇哉時傳非眼具大

觀島涵異彼能易陸此耶
頃接閱其琉球圖記則知足下
浮槎殊域遨遊於十洲之島
嶼若文若書若詩若畫種種奇
情遠韻殆畢露於濡毫

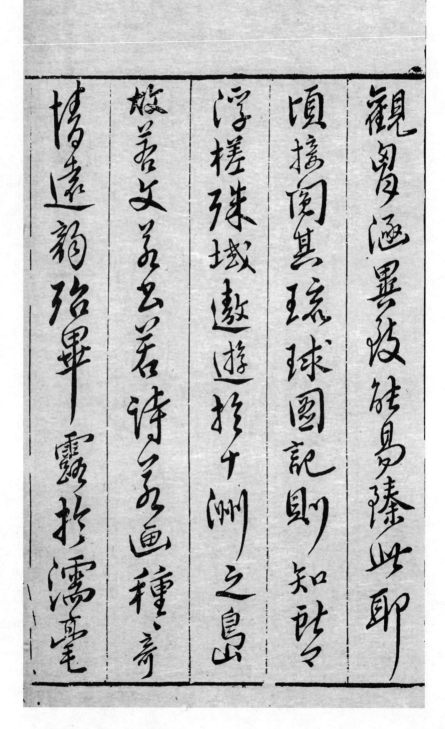

之問昔趙季仁云生平有三
願：識盡世間好人讀盡世
間好書遊盡世間好山水之說
卿已備窮幽極遠長驅海外
則海內名勝靡不涉歷不少

也寧古是跡遍天下猶濱
無何好人而讀無何好書者乎
今詩獻卿垂之際異人良
不迂哉

古雄王孫蕭題

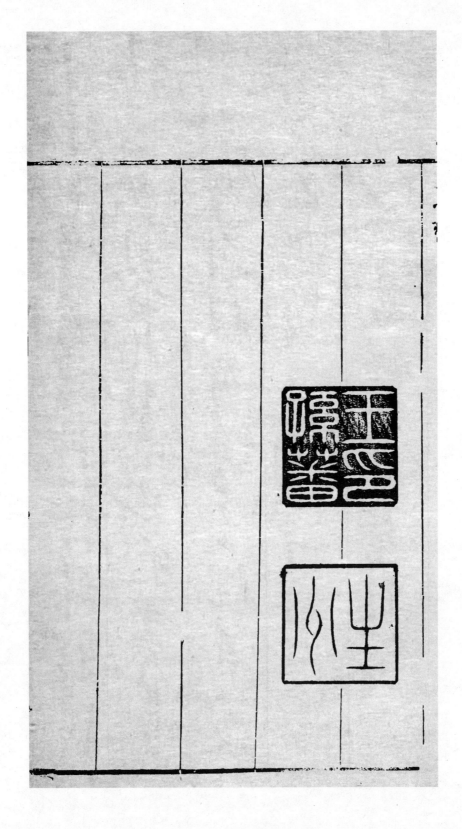

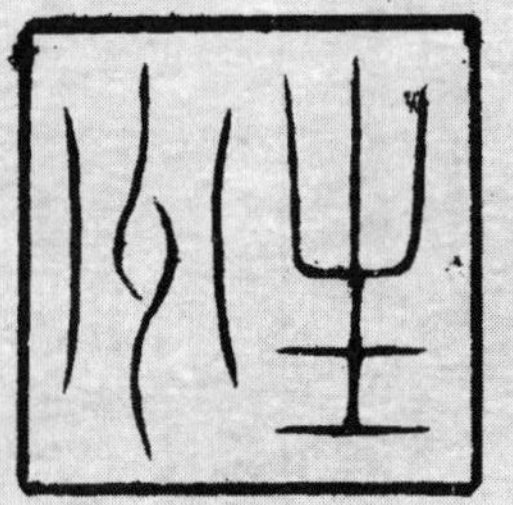

琉球圖

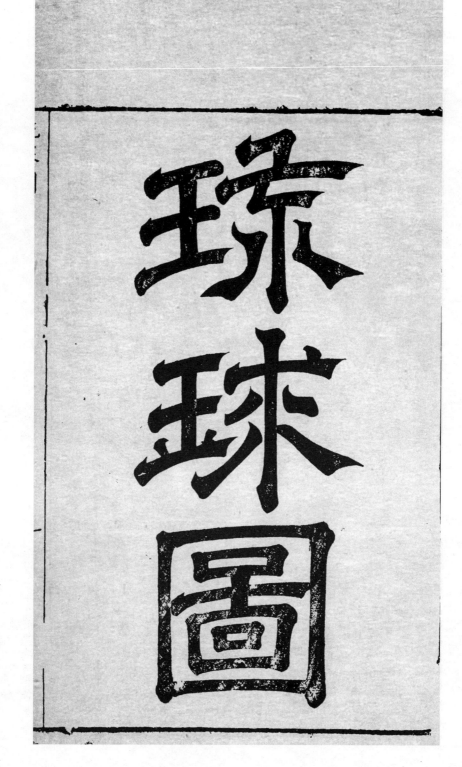

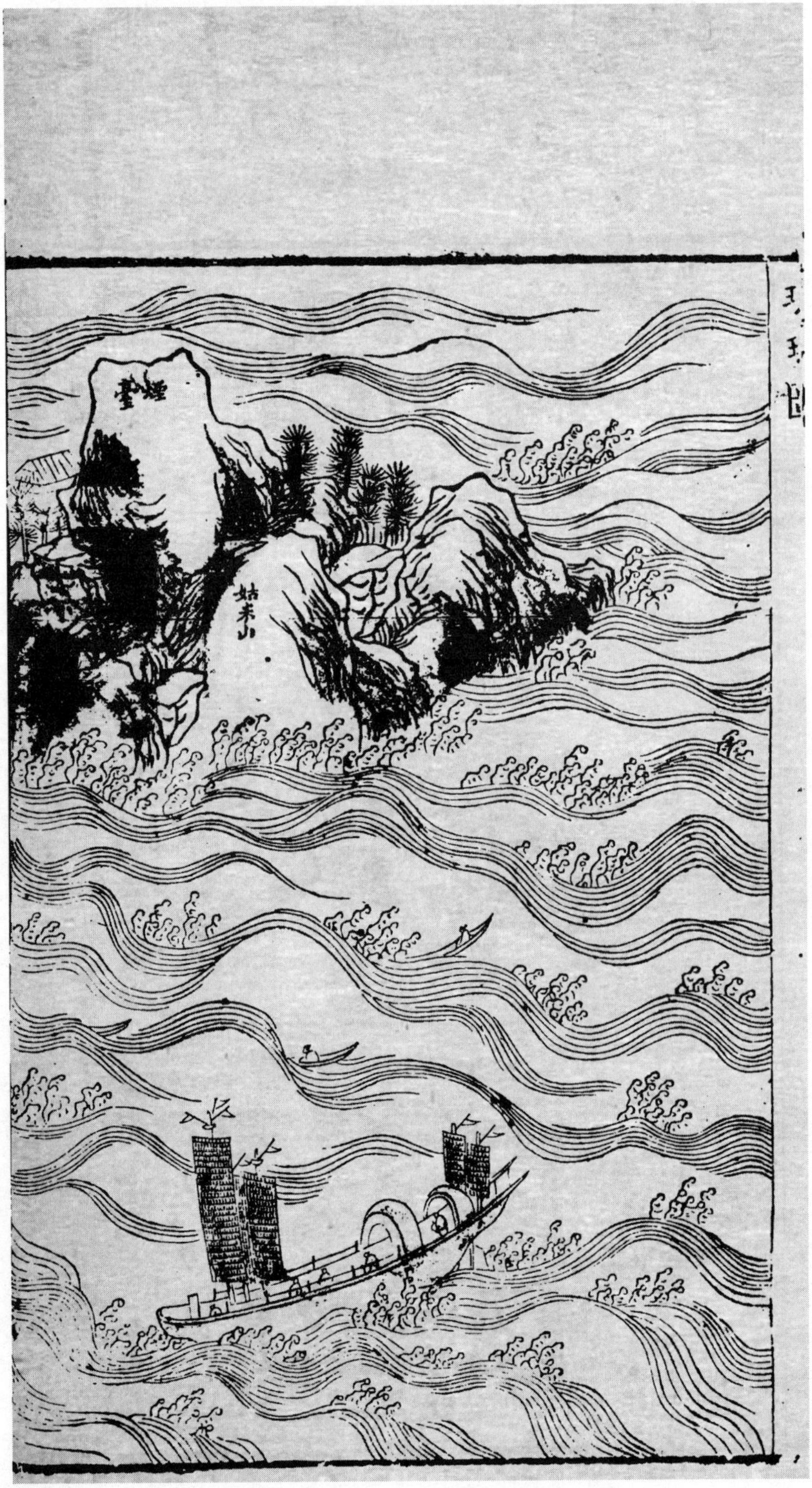
姑米山

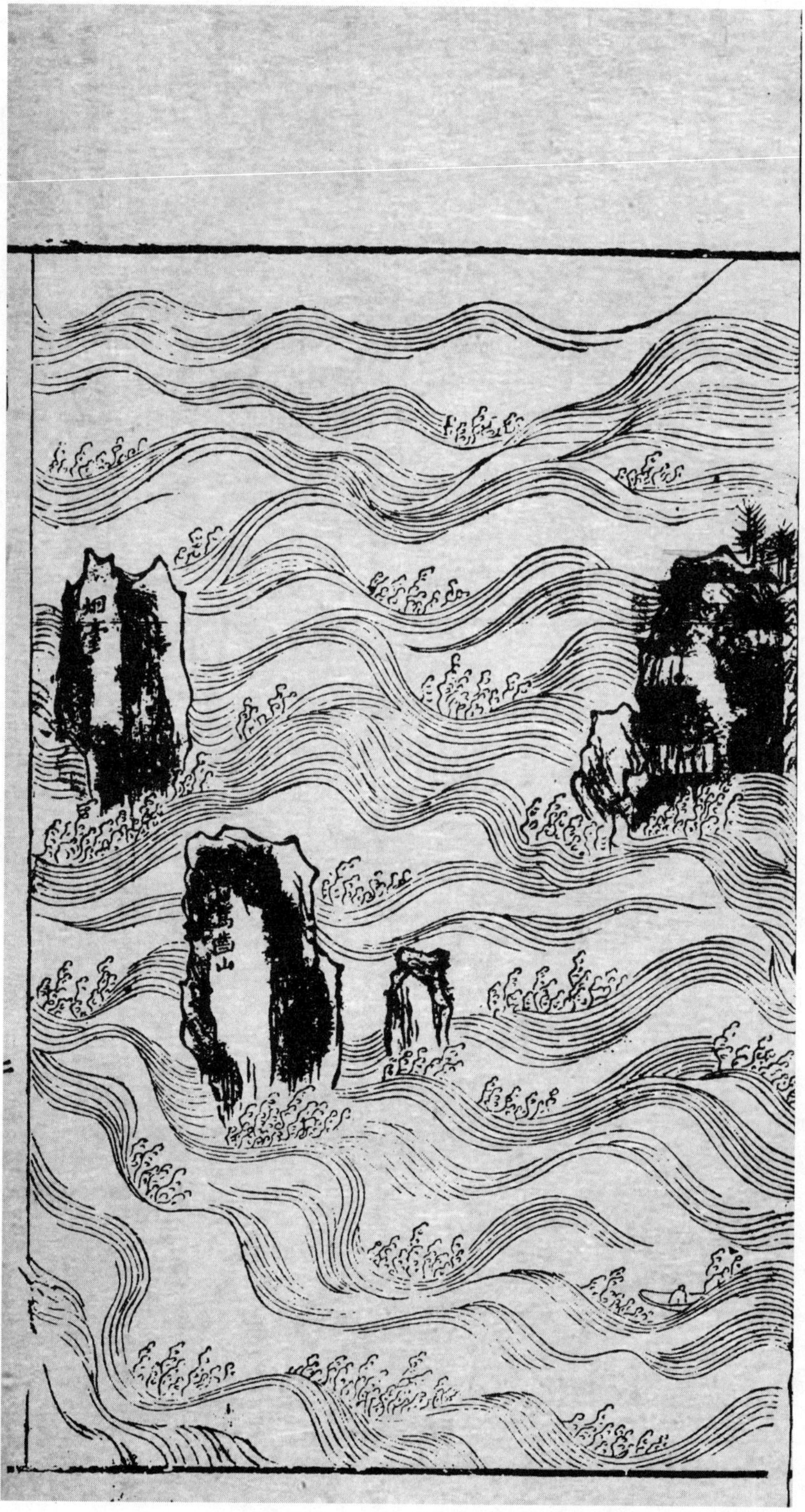
馬齒山

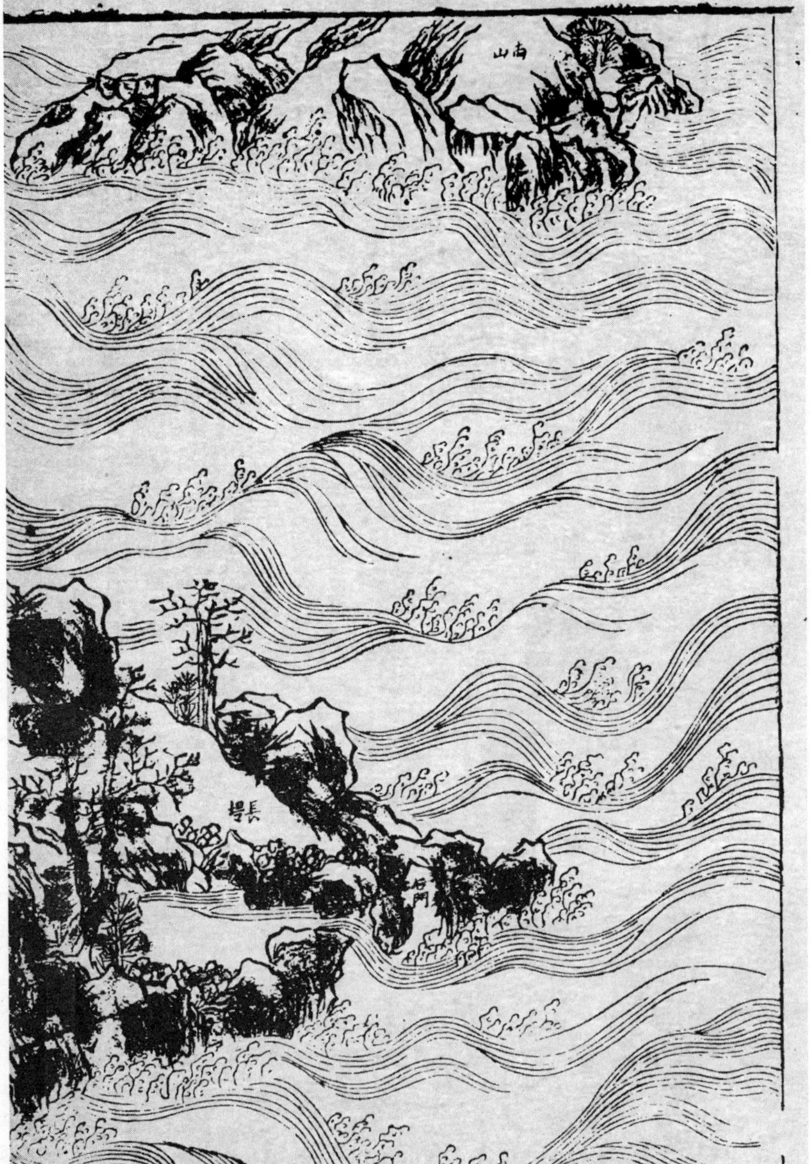
南山
石門

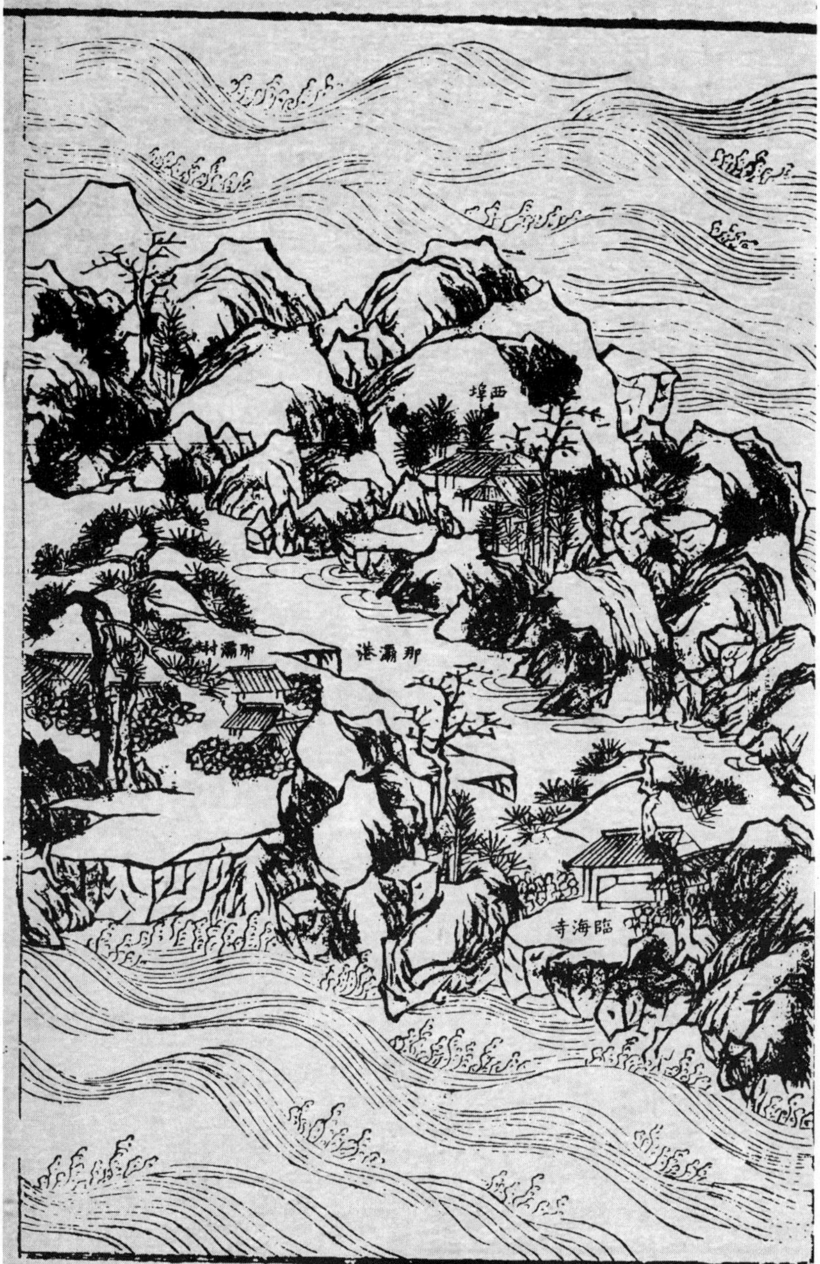
西埠
那灞港
那灞村
臨海寺

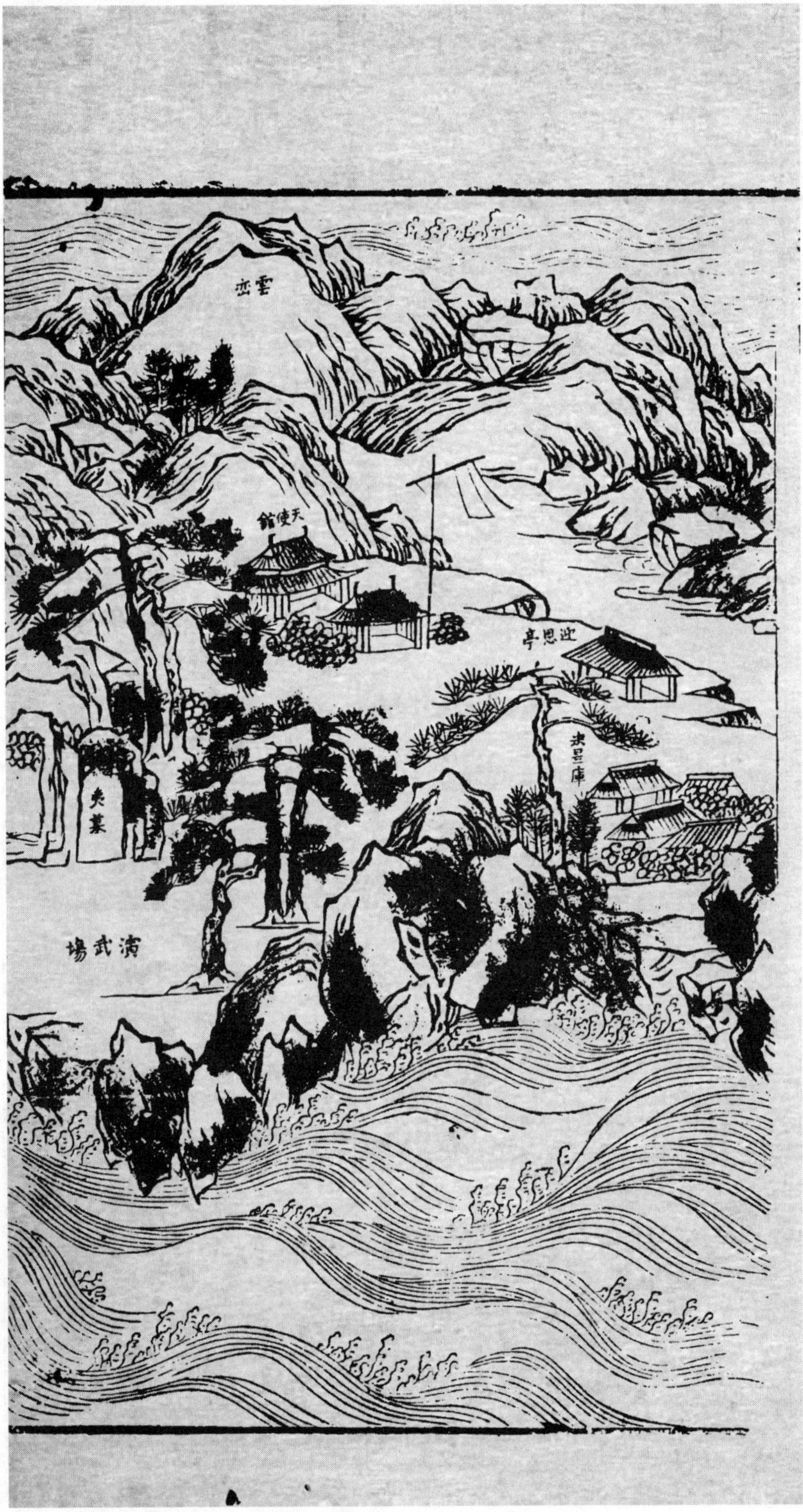
雲峦
天使館
迎恩亭
演武場

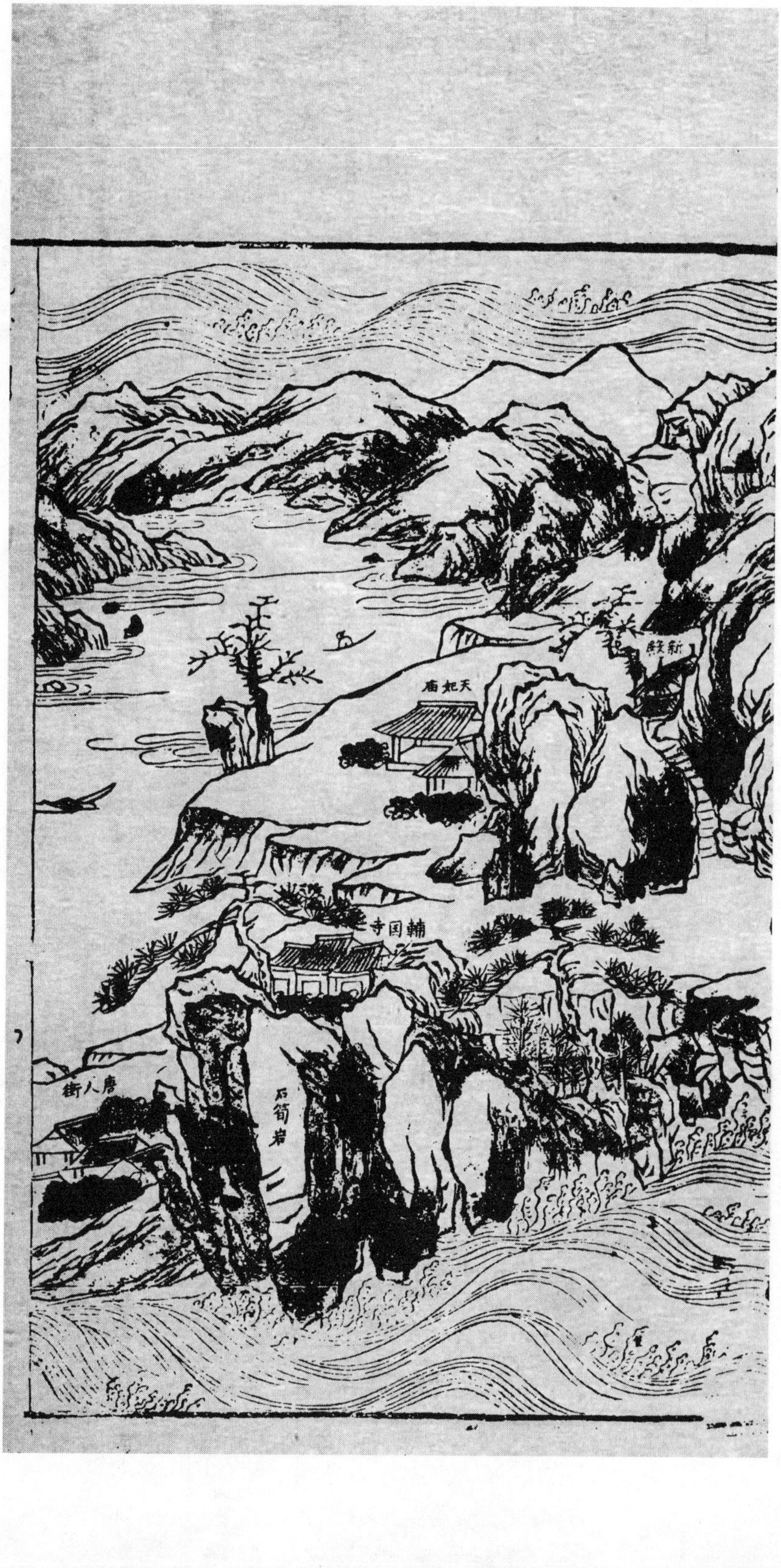
天妃庙
輔国寺
唐人街
石筍岩

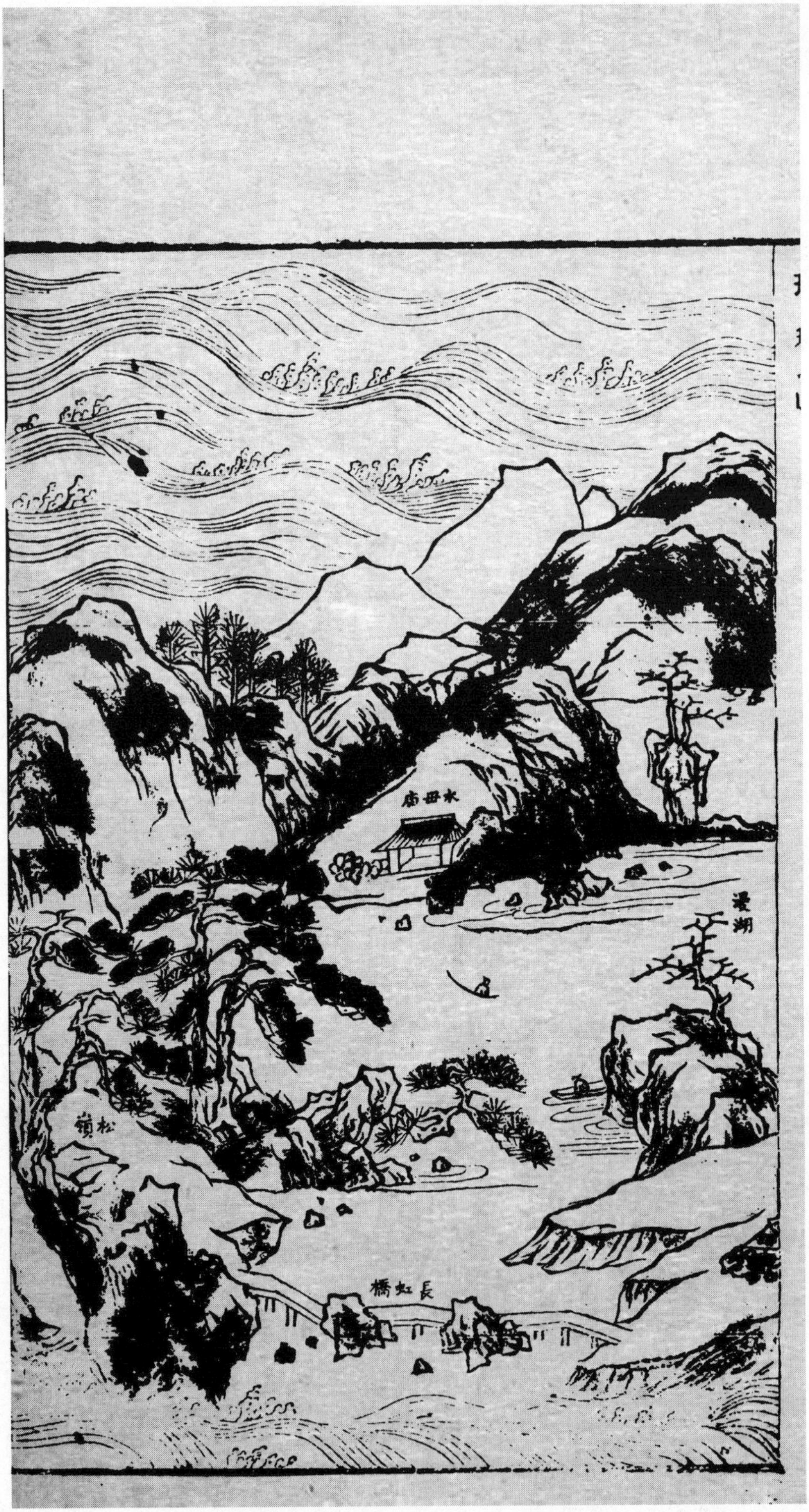
水母廟
漫湖
松嶺
長虹橋

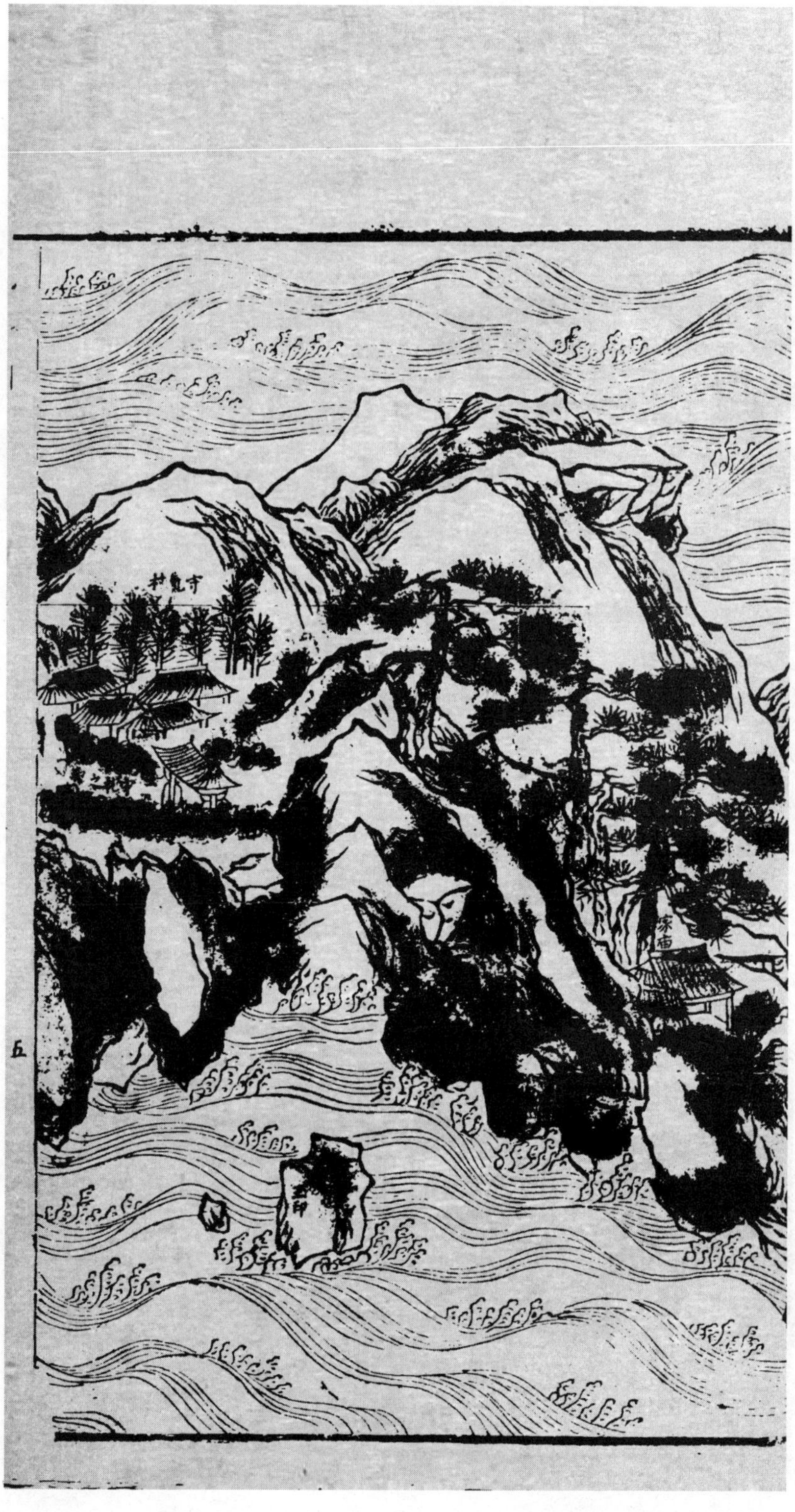

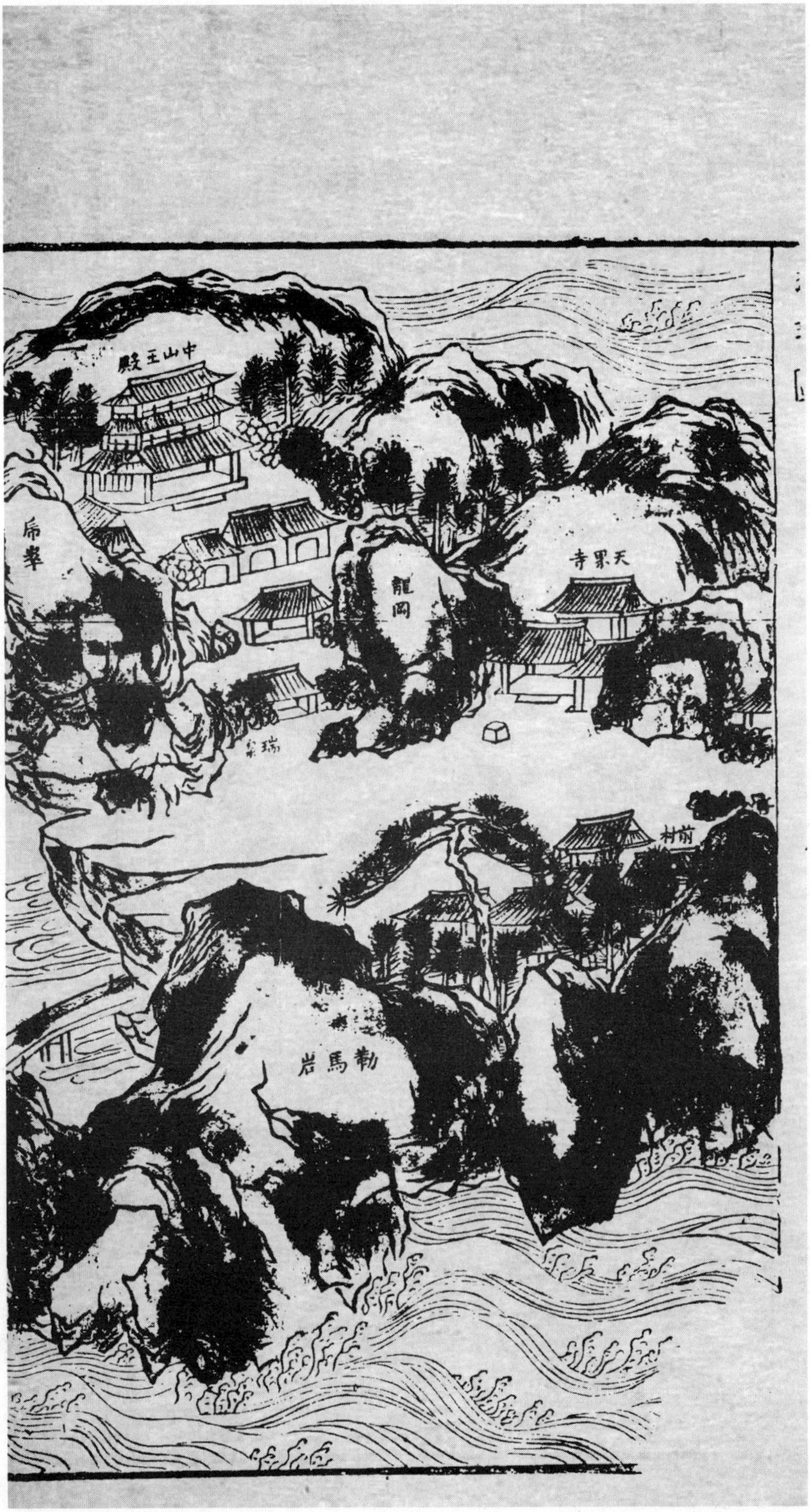
中山王殿
天界寺
龍岡
瑞泉
前村
勒馬岩

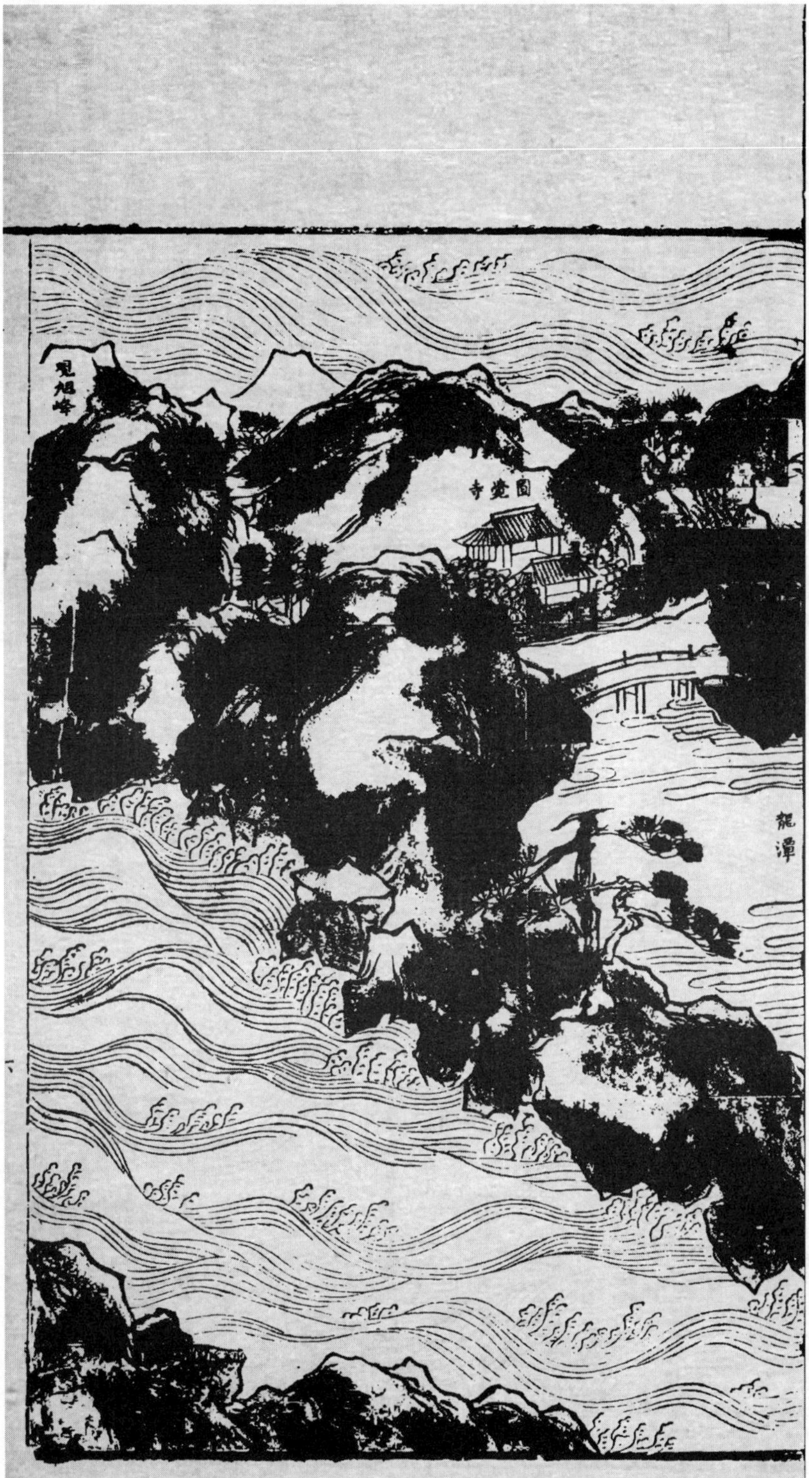
覽旭峰
圓覺寺
龍潭

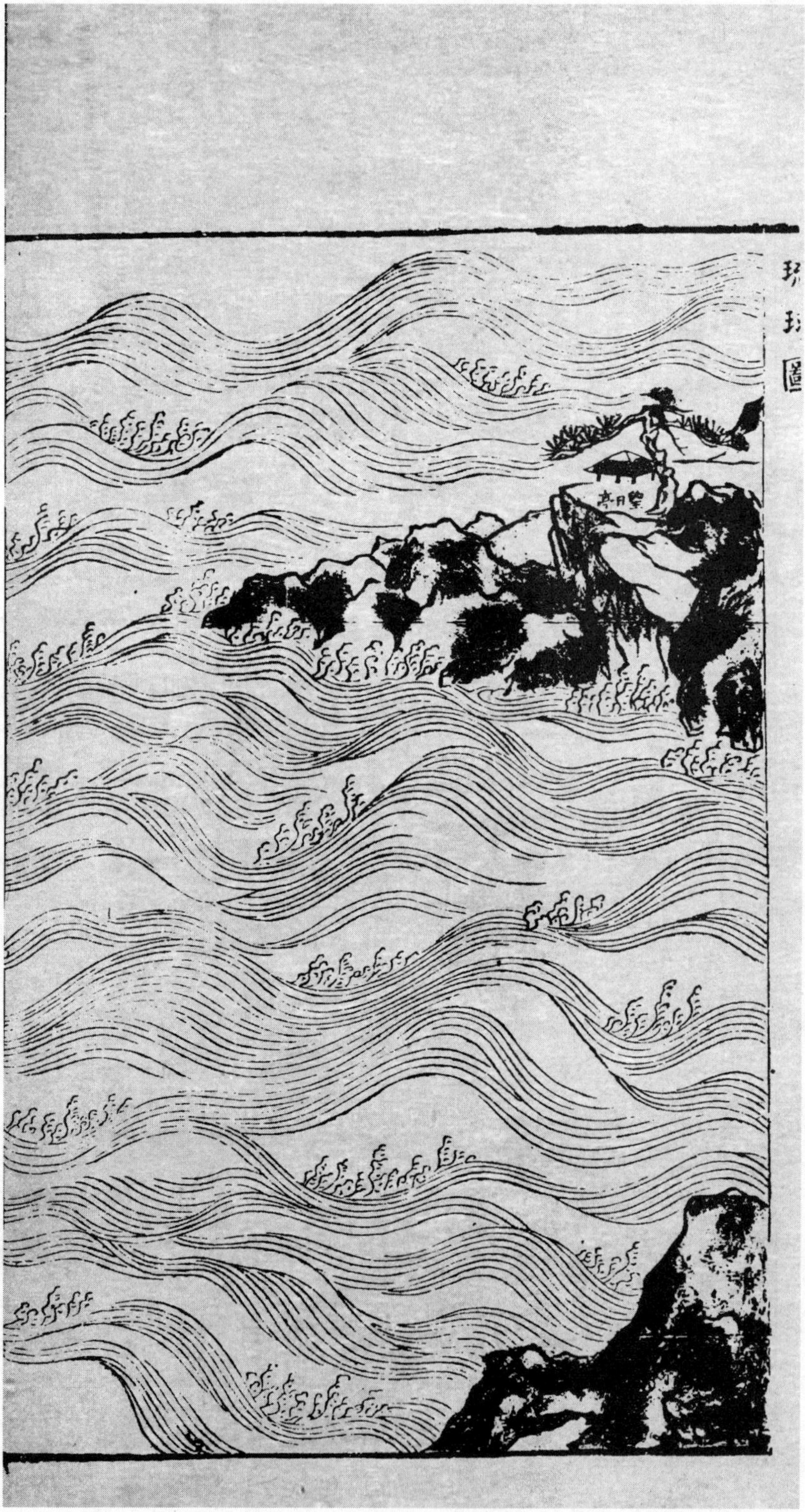
望日亭

琉球諸勝余別之廿載餘覺雲濤縹
緲嶼色蒼茫一回里猶在心目間則乘
風破浪推〻奇〻之状歷〻可數甲申
春為吾友林賁子徵記付梓率爾擬
圖鐫摹其略殊有未盡諸景之嘆
頃承　孔使君觀圖潔想欲余廣而
再詳之殆若乘槎泛斗胸中已具有
滄濵之大自見斯圖之蹈踏愈廣斯

圖恍又置身於海光島影中是招
余始遊者杜公而今予再遊者
使君也余徒造鮫人之宮使君則投
予以驪龍之珠矣

癸巳梅月獻卿胡靖寫并跋

琉球記并引

卧廬胡靖著

人生遇合緣也歷名山巨川尤緣也至於身居中土俄而履異域飽閲異域之山川風景尤緣之最奇者也緣奇則傳地奇則傳此琉球記所由作耳余壬申冬遊金陵歸明年春癸酉讀書曹觀察先生三石亭時循呫嗶攻舉子業每讀

東坡海外文字見其淜湃洶湧胸中自
具一觀海想適友人以扇頭繪赤壁圖
者索楷書後賦勉臨池應之不期歸于
册封杜給諫案間未浹旬杜公招書辱
至值病足弗獲利見大人嗣愈曺先生
急余進謁作書先容焉一見甚欵輒為
評論書法時呈山水圖一幅觀竟喜甚
欲拉為海外游退以書達曺先生先生

出其書謂余有觀海之招中有丰神秀
瑩如裴對云：過譽時且駃汗盈背求
為固辭曹先生曰杜給諫奉
王命而出君挾善書畫給掖省之劉以佐
行歸来臨軒慰勞自宜宴任其職矣剡
丈夫壯遊正在斯乎詰朝杜公扎至招
飲黄雪軒座上晤楊大行傾蓋投歡於
是始决從游之志嗟夫書生迂拙褁十

日糧離鄉井輙作數日悪且感〻不寧
一旦乘風破浪為異域之游寧非緣耶
遂爾五閱月于中山得追隨杜給諫楊
大行兩天使時善畫者崐山顧西樵建
州陳仲昭善操者姑蘇周泰来每共酣
於書画文酒間興到則偕諸君登山眺
遠臨海觀濤故指點群勝歷〻如几席間
適為杜公繪中山圖遂約略其言以誌之

琉球居南山北山之間謂之中山更有姑米馬齒諸山皆其所屬東海中一大島嶼也地勢東南行可數千里西北行可數千里余從天使五月廿三日自三山啟行由樂邑扺广石建醮天妃祈靈水聖然後登舟、輿尋常規造迴别廣六丈長廿丈入水約五丈中有大堂上置　詔勅左右官房引道直出兩傍共廿四房頂設天妃殿

三

首尾五帆柁公十六人水手百六十人習
登檣入水者謂亞班亦三十人計從行員
役約七百人有奇一開帆則晝夜乘風破
浪利不得泊憑指南針向爲準風順數日
可到否則數月不能時六月四日從广石
解纜沿山帶河觀者填道江小舟巨弗敢
揚帆率梅花所軍槳數百小艇於江中以
臣纜牽之由五虎門出大海始掀五帆乘

浪如飛真有一瀉千里之勢次早風順如故舟鎮不前欻見吞舟之魚翅鬣旌旗金光閃爍左右旋繞餘則大小隱躍或鱗或介或鬐或圓或赤或黑如狗如豕如駁如麂如豸狙犀象者莫可名狀人咸駭異請天使觀焉習造官禀曰此龍王朝耳天使揭免朝牌倏忽散去舟行益疾若有神人扶之而去八日薄暮過姑米山夷人貢螺

獻新乘數小艇滅沒巨浪中比至繫纜船旁左右讙駕夜深各舉燈如江干漁火上下零亂鎮守姑米夷官遠望封船即舉烽聞之馬齒山馬齒山即舉烽聞之中山世子爰命紫金大夫泊三法司統通國夷人詣那霸候接次日舟到海涯即那霸港口遂卸風帆夷官群擁出迎各投稟謁率夷人千餘曳船入港、不甚廣深窅叵測港

口有巉石兩當若門夾岸築長堤一帶風
景迥殊非人間世矣初見夷婦且駭甚纍
頭跣足長衫細裙與吳文中所畫大士像
無別男子盡歊髻左袵官長則戴頭箍名
曰首巾有紅紫黃不等紫色為上黃色次
之紅色又次之至於王府奔走差使者盡
頂紅首巾中有數方巾長袖雜處其間詢
之乃彼國薦紳曾遣入貢者由長堤百餘

武有寺曰臨海無佛像惟僧舍東一小殿中懸古銅物形類雲板硃砂盈斑寶色璀璨旁垂一槌風動自響如龍吟空中與濤聲相應進里許乃官埠封船到此群接天使蒞公署隨行皆登岸散處於夷居別室自官埠登岸有迎恩亭昔給諫夏言辭金之所也又謂却金亭嗣是天使咸以辭金爲例於是紫金大夫賫七宴、金上之于

朝廷陳天使却金之意 上仍發御賜然
後受之自却金亭進乃天衢至天使館、
倣中國規制巍峩壯麗堂後搆小樓渾樸
工緻有郭公菊詠十首杜公賦中山懷言
四律有一帆多藉乘風力萬里長懸捧日
心之句自爲得意余取其興來欲泛張騫
斗歸去羞言陸賈金用事尤切楊大行亦
附一律名其樓曰聽海時招飲咸集於斯

樓、前曠眸無翳雲岫蜃臺突出旋沒不
暇接每對此則心神怡暢雖淹留異域頓
忘故國之懷出天使館越前乃米是庫亦
有樓較聽海尤精王謁天使駐此更衣謂
之更衣臺左右盡夷居其屋皆矮伏乏翬
麗狀方柱板壁悉用黄楊木文理如牙精
若几榻鋪席于地謂之脚踏棉概據席地
而坐客至脫履以進始知坐字兩人從土

禮云門外二屦豈謂是耶飲食日則二餐餐以一碗爲度凡餚饌盡乾製無調羮或宴會則以乾餚數碟各盤貯而不相共飲酒則以一杯相傳有我合而彼分我分而彼合之別國王設宴例用貼厨則天使自帯十五人爲王辦宴茲封大宴者七如朔望逢五及十皆小宴則輪遣三法司詣那灞相陪必以梨園演劇悉用隨行者若彼

國者則不知為何物也屋前後各築墻圍縱横百十巷越數巷有那灞館、中悉俻供給物及床棹橙椅之類特為待封而設者凡議事市價僉至茲所從行員役各帶土物王令通事詣那灞館公評之造二冊盡歸于王然後發值不爽其物八月初旬日本薩師馬人至市利三倍矣由館前横道左行則天妃廟創自嘉隆間覺傾頹略

加脩葺廟前空曠為往来通衢日昃則夷
婦頂戴襍物鋪置于地與唐人交易至暮
拾歸故通國無市廛前面臨大湖瀠洄曲
折不成方員隘者揭衣可踰寬處舟行亦
艱有䰍石出自水中㟷嶢層疊細木蓊薆
其上小石點綴水湄錯落不可枚舉古栢
雜木一二映影清波中致可樂也嗟夫中
山諸景流峙皆奇惜不令騷人墨士徧詠

耳玄黃秘奇有如是乎昔人謂遇異境如讀異書異境難得異書難窮斯喻得之矣那灞居泯山迴水繞比戶多殷厚者紫金大夫蔡堅亦家于是背山面湖其居甚宏敞姬妾數十人無子王以子賜繼焉蔡者國之望也昔曾入南雍習業數年屢過閩習閩風景悉解閩人及中原語百凡要務藉其主持至于國王宴會儀節尤所諳練

由乎前封之有鄭同也沿湖而東陟山半有天妃新殿造自郭公凡册使往返皆於斯祈福醮五晝夜越山梁折而南下曠然平埜一望無際四邊盡夷墓從行武士演武於此過平坡里許即海涯有輔國寺僧舍在半嶺躡數十級有三乃殿、宇寮閬僅懸古銅物形似鐘而實底如商周法物博古圖之所未載也循墻背有古樹數株

榮枯雜半盤根錯節與怪石古木圖無異
樹傍即臨海崖畔壁削數千仞驟履之下
瞰蒼茫閃忽心目俱悸縮足不能自前少
憩神恬見無數石筍森立其上嶙峋䜪谺
如奇峰錯出風急則浪濤湧於崖半轟洪
贔怒聲若雷霆波恬則若潭渚焉水清如
練魚游可指尾而數深處甚黑余疑其無
底掕以數小石少頃見白點如梅花斑始

知其石座苔蒙也仰望則萬里雲濤浪湧如雪余曾有浪湧千重雪潮来一片霒胸中吞地濶眼座插天深之句故諸景之勝以輔國為家降寺而東乃大明街兩邊夷居櫛比有劉姓者年百餘意致風雅類我輩人屋傍構別室四壁圖画中懸張學士草書舍左築高臺手栽杉松十數株屈曲蒼古垂蘿可愛臺高能望海下多列海石

嵌空玲瓏恠異奇絶有石盆天成如人工
劉鑿者畜游魚數百余喜而頻過、輙躋
躍呼童煮茶每相款接侏儒遘此可為陽
春白雪然其百餘歲者固多蓋此國無名
利縈心之累官人以世家計口而給俸民
則為王助耕計夫而授口粮不設科以世
家子弟俊秀者選其人而上之朝入國學
民間無市利之所無有餘不足之憂人無

所事、亦不群然嬉聚或一二靜對自朝至夕惟清言茹煙而已或彈棋則有極盡其巧是以人無勞心多致天秊不獨一劉氏之壽耇者劉氏居前石橋一帶虛亶相續長可二三里許遠望若長虹橋頭國王家廟賜祭前王即其所也由兹登王城通道海石粧砌嫩草不生夾道皆結頂長松狀若虬龍皮細色丹殆與文待詔所畫者無別故謂松嶺徑紆迴升陟比至王城有坊曰守禮之邦即名守禮村至此街衢倍垣濶兩邊盡立短垣封王日徧國夷女雲集萬億皆疊坐垣上觀中國人物是日黎明王蒞馬數百至那霸相迎隨行員役無論持戟執桁之徒皆乘駟赴宴祗有八座輿夫從地而走余則辭宴不赴偕顧周諸子着健兒選輕騎赴清晨馳至守禮坊見

兩垣夷女褁頭露臉靦面駃笑至王城歷
數殿觀其設宴輝煌盛美自天使以至皂
役水夫皆倫酒席從行二人共席各酱布
二疋有廩給者一人兩席白金十兩倭刀
一口扇二柄酱葛二疋若辭宴不赴者加
折席二兩至于天使凡飲器概用金玉寶
犀之屬送席則併餽之外具宴金三十六
兩倭刀金屛酱錦金扇極其精巧嗣後七

十二

宴亦復如是觀畢復至守禮坊再熟看東
婦約友人各取其美者幾人而尤美者幾
人皆渾然莫解任意品題如入淨寺數阿
羅漢守禮村皆國戚世臣咸聚族而處此
此處人物多端莊俊偉女子尤都麗比之
那霸者又若殊方而異域矣踰此即天界
寺、寥落無景左列王塋右邇王居從寺
前折而上道有古井水從螭頭流出滔滔

溝、晝夜不竭稱曰瑞泉王則汲之折級
而上乃國門榜曰都會府門榜曰刻漏殿
門榜曰奉神圍堞儼然石辟矗、殿前一
曠坪可容數千人中建接詔臺、與王
殿正門相對層閣有三顯閣省鼓樓巍峩
高聳足躡雲根中層環垂珠簾、綴龍鳳
文受封日不數綵女聚觀簾內如月中素
娥簇擁而出殿前兩石龍高可數丈東左

新構殿堂繕以虬柱樑蝃蝀而瓦鴛鴦欀
雲霞而棁藻荇天劃神鏤極甚鉅麗迺宴
天使所也循殿高岡畫鳳尾蕉陰翳成林
宛然屏翠降從第一門折武而左乃圓覺
寺、中殿只奉彌勒佛一尊右僧室甚寬
厰國中童蒙皆從師于上人學寫番字即
為習業焉上人諱薩都盧喃頗曉暢每向
余索書画輙餽以銅茗鼓及藤簍漆瓶類

左祀穴山歷王神位僧衆晨夕誦經不輟寺内有古松一株高不滿三四尺枝柯古勁屈曲盤旋大可四丈團儼若張盖觀者羨奇寺前有龍潭長可十里許上下兩石橋欄杆雕畫如碧玉鋪砌水窪然深靛望如墨汁云此潭與海相通嘗見黑龍出沒其内時重九宴天使觀競渡於斯潭爰從潭頭高埠新架亭臺八面玲瓏柱、以錦

鐙纏餙地迴在東氣候甚暖四時俱花盡
羅致之四邊紅緑圍繞時請天使登臺先
用隨行梨園雙演諸劇遂有六龍競渡潭
中每舟置歌童十人頭戴扇面團製如金
笠插一金蝶羽如鷹翅身披珠瓔珞飛帶
雜垂如仙童樣各執一描金杖支手立舟
中齊唱夷調兩傍坐夷人以短楫輪轉柏
浪比合相鬬無閧然争勝狀薄暮始散則

滙六舟歌童五十餘高歌侲舞共演夷戲
不知其唱何詞而演何記第見其群聚翕
如高侲不亂自有一段校習然者於是主
賓盡竟日之歡極斯潭之勝矣王殿踞琉
球衆山之冣高者疊嶂層巒上得消滴寒
流已自𠮟絶孰期有潭於斯深可潛龍長
可行舟天開王居洵非偶也自那灞至王
城十五里余每閒登殿後遠眺望東北則

千山起伏林樹窅茫宛然圖畫極目遠窮
如南山北山左右輔相姑米馬齒皆環拱
點綴望西南則微茫萬頃蕩漾千峰目到
境賒莫可究及中山固大海中一拳石也
澄湖石樹曠壠高岡種、奇㧞殿臺祠宇
坊閣橋塋在、精良人巧天工兩擅其美
余從諸公駐匝于那灞五閱月候東南風
作始挂帆言歸雖夷猶日久殊覺倏忽易

邁復消故國之懷者賴有諸景寓目而怡情也天使駕旋時仲冬月八日登舟九日揚帆雖北風迅厲而舟行無恙至十一日忽飃風大作遂斃一柁公曰折柁牙危幾十數崇朝不息晉造以龍王護送稟天使則着一品服登座大書免送適欲張挂忽念曰前有　御勅在舟書免朝乃代天子詔也今無勅書而示免送深恐海上諸神

十六

職尊於我者多因此反觸神怒亟令滌去當潔誠禱許醮愿可耳於是告許諸愿屭風仍作舟中勒腹索為一船之總要其大如斗斷而復續者至再至三竟乏此物矣柁無此而不敢持任其蕩漾衆且駭問督造張宇舟險至此畢竟若何荅云船無柁如車無輗軏任風浩蕩吉則飄至粵東凶則飄泊外番尤恐船非鉄鑄飄久自壞聞

言怖甚人、自危内有中軍官三人共得一奇楠大可滿尺高三尺餘可值千金公舉捎出刺天妃聖像鳩值償之聞諸天使天使即登戰臺告許是愿俄而有奇鳥集於檣杪翠羽籠雲宛若翔鸞時迺十九日也是夜將半殊覺舟行如飛簸揚異常比至黎明滿船喊聲如雷震余驚為舟破人呼胥造官曰望見中國之山是衆人踴躍

十七

歡聲耳少頃霧開見數漁艇隱顯目前為
鎮海口即前由出海之所是也於是卸五
帆仍從五乕而入倘非神護能致數千里
于頃刻耶天使呼巨觴互相慶曰得及第
不若望見此山喜悅之心洵匪言喻遊至
此奇絕矣聊記之以誌生平之一快云

广石揚帆

傾都物色屬相望此日維揚出漢彊丹詔飛須雲吐彩碧溪解纜日重光舟經五虎分殊域地轉三江入臣洋多藉馮夷扶帝力波恬不見颶風狂

其二

樓船掀飽五帆風萬里波濤在眼中總爲

皇恩深浩蕩自成節使奏膚功回看縹緲
三山秀坐擁溟濛九島崇何幸追陪稱勝
事壯游能得幾時同

同劉章南濟川談俠

乘風破浪幾千層片刻遂成萬里登島嶼
看来天外杳翺翔自奮九霄鵬

臨海寺聽濤

蕭、蘭若海門懸物古音奇漫紀年時與

濤聲相節奏一天秋水月孤圓

其二

海邊寥廓白雲高嶼色蒼茫映碧滔忽送金聲風上下如龍吼月和寒濤

輔國寺觀海四首

幾年觀海志此日始登臨浪湧千重雪潮來一片雲胸中吞地濶眼底插天深頓覺乾坤裹波濤自古今

其二

數頃看無際徘徊望莫從微茫但一水蕩
漾是千峰遂爾煩襟滌逌然豪興濃臨崖
思大道萬派總歸宗

其三

寺古依松竹巉巖石筍懸洪濤衝岸畔乳
燕巢峰巔下上天成兩東西水並圓平臨
增悵望每嘆説桒田

其四

蕩跡似何極探奇絶險中竊鰲翻雪浪海
馬御天風興與雲飛遠情同鶴唳空置身
聊不遜已比扶桑東

月夜聽夷女搊二絃

朔風吹落舞衣寒咲把琵琶對月彈此調
不期夷地有佢皿猶作漢宮看

聽海樓和杜給諫中山懷言二律

夜聽魚龍出水吟一尊對月酒頻斟寒濤
漬洒連天雪残菊飄零滿地金數曲歌縈
孤客思幾回夢繞故園心平生浪跡知多
少此處夷猶可再尋

其二

支離遊況此来豪萬頃波光入彩毫潑墨
煙雲龍出海臨池朗月鶴鳴皐浮槎欲泛
天河斗乘興猶疑雪夜舠千飲中山渾是

夢不知身寄海天高

題圓覺寺古松

知是天工巧自栽遙分海色近蓬萊孤根
勁挺亭三尺古幹橫斜盖二臺夜靜龍鱗
眀月照天空鶴影倚雲来菁蔥已湿千年
露曾見三花幾度開

九日龍潭觀競渡

自喜東王禮遇賢開筵九日喚擕船金尊

共映黄花酒又聽侏童唱採蓮

其二

緑紅爛熳鬬東籬異地花開無定期故就

登高看競渡蒲觴又醉菊觴時

壽楊大行

水國風雲壯彩毫松清鶴潔一仙曹歲星

長映槎星拱節屋曾添海屋高節使中山

儀鳳羽光瞻異域醉蟠桃　皇恩應看飛

丹詔砥柱中流萬頃濤

贈杜給諫還朝

聲名久矣推梧掖累疏朝端知抗直海天
萬里使臣勞玉節金函　帝親勑范、亮
島接中山遙看乘槎霄漢間禮樂威儀震
殊域春風又入紫宸班自喜追陪一何幸
平安更伏風濤靜顧愷由來入畫禪少陵
隨處生詩境明霞尚染早朝衣遙傷前時

廿二

禁闥飛　聖主正霈霖雨望九重新見沐
恩暉

送杜給諫取道嵩溪值誕辰賦祝
駘蕩春風動瑣闈送君別緒轉依、極星
正自尊前映使節初從海上歸暖入禁城
新柳容晴催驛路早鸎飛佳辰喜值稱觴
會萬疊嵩丘碧四圍

送楊大行還朝

追陪萬里上星槎為喜歸程正及瓜

却金傳外島班聯鳴佩入東華·主恩重

沐先曦日王會新圖尚染霞君是漢廷台

輔望三公原自屬楊家

秋月行

秋月白離海邊燭華夷麗中天皎團扇滿

亏弦竇素娥徹籠煙蕩漾波濤兩明鏡始

臨空谷洼山巔照來島嶼重、碧分偏人

問玳瑁筵客邸岑寂為誰語浩歌把酒問

君前清輝奇瑩逢者福雖處異邦亦云然

去歲曾記清輝好倏忽風光又一年對景

陡起離家緒覺及孤影還自憐亦有伊人

逢今夕深、下拜嬋娟但思人生浪足

跡殊方領概亦前緣遂爾超瀚海踦樓船

偕侏儒雜偏䙰播向海天對此月團圓光

乞影瘦靜照朗鳴蟬獨坐空階邀上之

來窗前伴我眠

附曹能始先生贈句

日出扶桑迥在東樓船高駕侍名公觀、
海者難為水祝彼蒼兮送好風重譯車、
王制外結交人物畫圖中知君韋布存清
尚應與胡威問絹同